U0288751

中文翻译版

机器人头颈外科手术解剖学

Robotic Head and Neck Surgery
An Anatomical and Surgical Atlas

原著者　David Goldenberg　Neerav Goyal

主　译　房居高　何时知　李连贺　孟令照

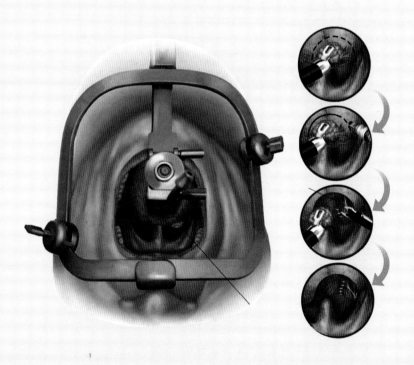

科学出版社

北京

图字 01-2021-0810

内 容 简 介

　　机器人头颈部手术是一项具有很好应用前景的新兴技术。本书为机器人咽喉头颈手术的指导性用书。全书分为九章,介绍了外科机器人在鼻咽、口咽、喉、舌根、咽旁间隙、咽后间隙、甲状腺、甲状旁腺、颈部等部位的手术应用解剖,每个章节均详细阐述了机器人手术的关键步骤和关键解剖结构。与目前市面上已有的传统解剖学不同(从外到内),本书从内镜经口的角度(从内到外)系统描述了咽喉头颈部的解剖,图文并茂,可以帮助有志于从事机器人经口咽喉头颈手术的医师系统了解该区域的手术应用解剖,以顺利完成手术。对于暂时没有购买外科机器人,但是已经常规开展内镜经口激光或等离子治疗咽喉部病变的单位,相信本书也能加深术者对内镜经口手术相关应用解剖的理解。

　　本书可供耳鼻咽喉头颈外科、头颈肿瘤科、口腔颌面外科、甲状腺外科等多个学科的医师及相关人员参考用。

图书在版编目(CIP)数据

机器人头颈外科手术解剖学 /(美)大卫・戈登堡(David Goldenberg),(美)尼拉弗・戈亚尔(Neerav Goyal)著;房居高等主译. —北京:科学出版社,2021.3

书名原文:Robotic Head and Neck Surgery: An Anatomical and Surgical Atlas

ISBN 978-7-03-068348-9

Ⅰ.①机… Ⅱ.①大… ②尼… ③房… Ⅲ.①机器人－头部－外科学－解剖学②机器人－颈－外科学－解剖学 Ⅳ.① R65

中国版本图书馆 CIP 数据核字(2021)第 044970 号

责任编辑:王灵芳 / 责任校对:张　娟
责任印制:赵　博 / 封面设计:华图文轩

Copyright©2017 of the original English language edition by Thieme Medical Publishers, Inc., New York,USA. 原英文版由美国纽约 Thieme Medical Publishers, Inc 出版。

Original title(原书名):Robotic Head and Neck Surgery: An Anatomical and Surgical Atlas by David Goldenberg and Neerav Goyal, medical illustrator by Tess Marhofer

原书名:机器人头颈外科手术解剖学,作者:David Goldenberg/Neerav Goyal,绘图:Tess Marhofer

科学出版社 出版
北京东黄城根北街 16 号
邮政编码:100717
http: // www.sciencep.com

三河市春园印刷有限公司 印刷
科学出版社发行　各地新华书店经销
*
2021 年 3 月第 一 版　　开本:787×1094　1/16
2021 年 3 月第一次印刷　　印张:6 3/4
字数:160 000
定价:100.00 元

(如有印装质量问题,我社负责调换)

著译者名单

原 著 者　David Goldenberg　Neerav Goyal

原著绘图　Tess Marhofer

主　　译　房居高　何时知　李连贺　孟令照

译　　者　（按姓氏笔画排序）

王　茹　首都医科大学附属北京同仁医院耳鼻咽喉头颈外科

艾力根·阿不都热依木　新疆维吾尔自治区人民医院耳鼻喉诊疗中心

李云霞　首都医科大学附属北京同仁医院耳鼻咽喉头颈外科

李连贺　辽宁省朝阳市中心医院耳鼻咽喉头颈外科

杨　帆　首都医科大学附属北京安贞医院耳鼻咽喉头颈外科

何时知　首都医科大学附属北京同仁医院耳鼻咽喉头颈外科

邹良玉　辽宁省朝阳市中心医院耳鼻咽喉头颈外科

沈茜茜　首都医科大学附属北京同仁医院耳鼻咽喉头颈外科

房居高　首都医科大学附属北京同仁医院耳鼻咽喉头颈外科

孟令照　首都医科大学附属北京天坛医院耳鼻咽喉头颈外科

项清华　辽宁省朝阳市中心医院耳鼻咽喉头颈外科

赵延明　首都医科大学附属北京同仁医院耳鼻咽喉头颈外科

饶远生　首都医科大学附属北京安贞医院耳鼻咽喉头颈外科

贾　芳　辽宁省朝阳市中心医院耳鼻咽喉头颈外科

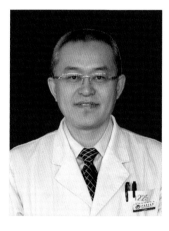

房居高　主任医师，教授，博士研究生导师，首都医科大学附属北京同仁医院头颈外科主任兼甲状腺中心主任，享受国务院有突出贡献专家津贴。中国医疗保健国际交流促进会甲状腺疾病防治分会前任主任委员、中国抗癌协会头颈肿瘤专业委员会副主任委员、中华医学会耳鼻咽喉头颈外科分会头颈学组副组长、中国残疾人康复协会无喉者康复专业委员会副主任委员，《中华耳鼻咽喉头颈外科杂志》、*World Journal of Otorhinolaryngology Head and Neck Surgery* 等杂志编委，中国医疗保健国际交流促进会常务理事、国家自然基金委员会评审专家等。主要从事头颈肿瘤的外科及综合治疗，擅长咽喉癌及鼻颅底肿瘤的微创外科及功能手术、甲状腺外科手术、头颈肿瘤切除后的修复重建等。个人每年手术治疗 600 余例患者，都获得了较好的效果。荣获"中国名医百强榜"头颈外科和甲状腺外科两个专科的全国前 10 名上榜名医。以第一通信作者发表论文 100 余篇，其中 SCI 收录 50 余篇，主编、副主编著作 7 部，参与编写著作 15 部。获多项省部级科技进步奖，承担多项国家自然科学基金等国家级课题、省部级课题。

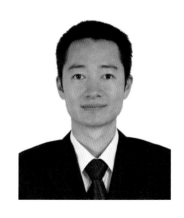

何时知　医学博士，首都医科大学附属北京同仁医院耳鼻咽喉头颈外科副主任医师。目前兼任中国医疗保健国际交流促进会甲状腺疾病防治分会委员兼学术秘书、中国抗癌协会康复会头颈肿瘤分会专家委员会青年委员、中华预防医学会甲状腺疾病防治专业委员会学术秘书。主要从事头颈肿瘤的基础与临床研究，发表中英文论文 30 余篇，主持或参与多项科研课题，包括国家自然科学基金 2 项、北京市自然科学基金 1 项、首都医科大学基础和临床科研课题 1 项。

主译简介

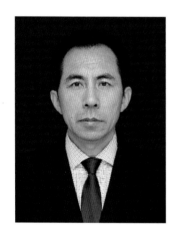

李连贺 医学博士，主任医师，硕士研究生导师，辽宁省朝阳市中心医院副院长。目前兼任中华医学会变态反应分会第六届青年委员、辽宁省医学会耳鼻咽喉头颈外科分会委员、辽宁省朝阳市医学会耳鼻咽喉头颈外科分会主任委员、中国抗癌协会头颈肿瘤专业委员会委员、中国研究型医院学会眩晕医学专业委员会委员、辽宁省抗癌协会头颈肿瘤专业委员会委员、辽宁省医学会变态反应分会青年委员、辽宁省生命科学学会耳鼻喉微创外科专业委员会委员。积极从事科研与教学工作，同时承担多项省级、市厅级科研课题，获市厅级一等奖 2 项、二等奖 2 项，市级三等奖 1 项。参与编写著作 3 部，发表中英文论文 40 余篇。

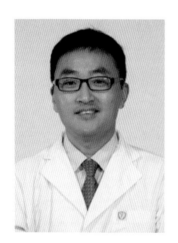

孟令照 医学博士，首都医科大学附属北京天坛医院耳鼻咽喉头颈外科副主任医师，美国斯坦福大学医学院访问学者。目前兼任中国医疗保健国际交流促进会甲状腺疾病防治分会委员。主要从事鼻颅底和头颈肿瘤的基础与临床研究，发表中英文论文 10 余篇，曾参与国家自然科学基金、首都医学发展基金、北京市医管局扬帆计划等课题的研究，独自承担院级课题 2 项。

机器人微创外科技术是 21 世纪一项颠覆性技术，不仅改变了传统的手术方式，也改变了传统的外科理念，实现真正意义上的微创外科。近 10 年来，机器人头颈外科手术在我国也得到蓬勃的发展。与传统开放手术相比，机器人头颈手术最大的区别在于将以前的"由外向内 (outside in)"视角转变为了"由内向外 (inside out)"视角。而手术应用解剖知识的匮乏很容易导致术者在术中迷失方向和发生严重并发症。遗憾的是，目前国内市面上尚没有一本专门阐述机器人头颈外科手术应用解剖学的专著。

《机器人头颈外科手术解剖学》的主编 David Goldenberg 和 Neerav Goyal 是世界著名的机器人头颈外科专家，发表了大量引领学科发展的重要文献。本书是首个专门探讨机器人头颈部手术应用解剖学的专著，汇集了作者们近年来的研究心血。全书共有 9 章，系统地介绍了外科机器人在鼻咽、口咽、喉、舌根、咽旁间隙、咽后间隙、甲状腺、甲状旁腺、颈部等部位的手术应用解剖学，每个章节均详细阐述机器人手术的关键步骤和关键解剖结构，且配有大量精美的图片，内容详实丰富。

因为成本问题，目前只有部分大型医院购置了外科机器人。不过随着科技的不断发展，外科机器人的成本将会不断下降。在不久的将来，外科机器人将会像激光、等离子技术一样在基层单位得到普及。目前，大部分医院已经常规开展支撑喉镜下经口激光 / 等离子切除咽喉部病变，相信本书也会加深术者对内镜经口手术相关应用解剖的理解（由里向外）。

获准翻译这本专著令我们深感荣幸，同时也感到责任重大。我们组织了多个从事过机器人头颈外科手术的专家组成翻译团队，密切沟通、通力合作。作为一部专业性很强的专著，在翻译上虽然不能完全达到传神的效果，但是忠于原文、将大师们精湛的技艺准确无误地传递给读者是我们一直坚持的宗旨。不过限于水平和时间，在翻译的过程中可能存在不足之处，恳请广大读者和同道不吝赐教指正。

最后，再次感谢原作者们的奉献。此外，还要感谢所有参与本书翻译的学者，以及参与本书排版、校对的人员，感谢你们的辛勤付出。希望本书能给读者带来帮助，使更多的患者受益。

房居高　何时知　李连贺　孟令照
2021 年 1 月 18 日

原著主编

David Goldenberg, MD, FACS

The Steven and Sharon Baron Professor of Surgery

Professor of Surgery and Medicine

Chief, Division of Otolaryngology-Head and Neck Surgery

Milton S. Hershey Medical Center

The Pennsylvania State University College of Medicine

Hershey, Pennsylvania

Neerav Goyal, MD, MPH

Director of Head and Neck Surgery

Assistant Professor of Surgery

Division of Otolaryngology-Head and Neck Surgery

Milton S. Hershey Medical Center

The Pennsylvania State University College of Medicine

Hershey, Pennsylvania

Tess Marhofer

Medical Illustrator

编著者名单

Daniah Bu Ali, MD

Department of Surgery

Tulane University School of Medicine

New Orleans, Louisiana

Nuha Al-Saleh

Department of Surgery

Tulane University School of Medicine

New Orleans, Louisiana

Aaron R. Baker, MD

Department of Surgery

Division of Otolaryngology-Head and Neck Surgery

The Milton S. Hershey Medical Center

The Pennsylvania State University College of Medicine

Hershey, Pennsylvania

Hyung Kwon Byeon, MD, PhD

Assistant Professor

Department of Otorhinolaryngology

Yonsei University College of Medicine

Seoul, South Korea

Irina Chaikov, MD

Facial Plastic and Reconstructive Surgery

Otolaryngology-Head and Neck Surgery

Department of Surgery

VA Central California Health Care System

Fresno, California

Katrina Chaung, MD

Otolaryngology-Head and Neck Surgery

Deaconess Clinic

Evansville, Indiana

Daniel R. Clayburgh, MD, PhD

Assistant Professor

Department of Otolaryngology-Head and Neck Surgery

Oregon Health and Science University

Portland, Oregon

William S. Duke, MD, FACS

Director, Thyroid and Parathyroid Surgery

Department of Otolaryngology

MultiCare Health System

Tacoma, Washington

Umamaheswar Duvvuri, MD, PhD

Assistant Professor

University of Pittsburgh Physicians

Department of Otolaryngology

Eye and Ear Institute

Pittsburgh, Pennsylvania

David Goldenberg, MD, FACS

The Steven and Sharon Baron Professor of Surgery

Professor of Surgery and Medicine

Chief, Division of Otolaryngology-Head and Neck Surgery

Milton S. Hershey Medical Center

The Pennsylvania State University College of Medicine

Hershey, Pennsylvania

Neerav Goyal, MD, MPH

Director of Head and Neck Surgery

Assistant Professor of Surgery

Division of Otolaryngology-Head and Neck Surgery

Milton S. Hershey Medical Center

The Pennsylvania State University College of Medicine

Hershey, Pennsylvania

Emad Kandil, MD, MBA, FACS, FACE
Edward G. Schlieder Chair in Surgical Oncology
Chief, Endocrine and Oncological Surgery Division
Tulane University School of Medicine
New Orleans, Louisiana

Yoon Woo Koh, MD, PhD
Professor
Department of Otorhinolaryngology
Yonsei University College of Medicine
Seoul, South Korea

Ryan Li, MD
Assistant Professor
Department of Otolaryngology-Head and Neck Surgery
Oregon Health and Science University
Portland, Oregon

Hossam Eldin Mohamed, MD
Department of Physical Medicine and Rehabilitation
Burke Rehabilitation Hospital
White Plains, New York

Hetal H. Patel, MD
Florida Ear and Sinus Center
Sarasota, Florida

Jeremy D. Richmon, MD
Associate Professor
Massachusetts Eye and Ear Infirmary
Harvard Medical School
Boston, Massachusetts

David J. Terris, MD, FACS, FACE
Regents Professor of Otolaryngology and Endocrinology
Surgical Director
Augusta University Thyroid and Parathyroid Center
Augusta University
Augusta, Georgia

Frederick Yoo, MD
Department of Head and Neck Surgery
UCLA David Geffen School of Medicine
Los Angeles, California

致　谢

　　我们感谢所有在这个新兴领域提供知识和智慧的学者。我们还要感谢 Joy Burchill、Susan Gardner、我们孜孜不倦的工作人员，以及所有帮助我们获取和准备本书标本的手术室人员。最后，我们要感谢那些遗体捐献者和他们的家人，他们把自己的身体捐赠给了科学，才能使得我们能完成本书的解剖图片。

献　词

　　此书献给我的父母，Sarah 和 Herb Goldenberg 博士，他们的爱和指引成就了我；也献给我的妻子 Renee Flax-Goldenberg 博士，她是我生命中无价的伴侣、朋友和灵感的源泉；最后献给我心爱的孩子 Michael、Ellie 和 Dana，他们是我骄傲、快乐和笑声的源泉。

David Goldenberg

　　此书深情地献给我的妻子 Nitya Kumar Goyal Esq.，她是我整个培训过程中坚定的支持者、爱的支柱，不断激励我实现目标。还有我的父母，Alok 博士和 Madhu Goyal，他们的知识、爱和指导帮助我更好地治疗我的病人、照顾我的家人。

Neerav Goyal

原著序

在过去 13 年经口机器人手术的发展历程中，我经常说尽管经口机器人手术或机器人头颈手术与传统开放式手术截然不同，并且具有一定的学习曲线，但这两类手术仍然具有相似的外科原则。经口机器人手术由主刀医师和助手共同完成，目标是完成肿瘤的整块切除。机器人头颈手术中，循着解剖层面和关键结构进行解离，手术止血和基本的组织牵引显露方式与传统手术方式相似。同样，为获取阴性切缘，根据术中冷冻切片选择手术边界也与传统手术方式相似。除了机器人手术器械安装和使用远程控制台进行操作需要学习曲线外，我个人认为机器人头颈手术最大的区别在于将开放式手术的"由外向内（outside in）"转变为了"由内向外（inside out）"。

乍一想，在颈部皮肤做切口并向咽部进行解剖分离似乎与"由内向外"手术的理念，即术者经口入路在咽部黏膜做切口，由内向皮肤方向进行解离并切除组织似乎并无太大的区别。但经过迄今超过 2000 例的经口机器人手术，我认为头颈部由内向外的解剖方式是很容易使人迷失方向的。当我们学习传统的开放式头颈部手术时，教科书与图谱都是遵循由外向内的方式进行图片或照片展示的。教授们向身为住院医师或专科医师的我们传授的也是传统的经皮肤切口向深方解剖显露咽部、舌根、喉部和咽旁间隙的手术技术。而这些是我们学习和掌握头颈部解剖的主要方式。

Goldenberg 医师、Goyal 医师和同仁们在该书中描绘并展示了"由内向外"手术的外科技术、组织结构和关键解剖标志，而理解"由内向外"的手术解剖对安全施行机器人头颈手术和经口机器人手术是至关重要的。此外，这本图谱还展示了与传统开放手术相比发生重要变化的机器人辅助甲状腺、甲状旁腺手术和颈清扫新技术。

我为这项工作取得的成果而兴奋，并相信这将成为所有开展机器人头颈手术和经口机器人手术的外科医师的重要参考。

Bert W. O'Malley Jr., MD

Gabriel Tucker Professor and Chairman

Department of Otorhinolaryngology-Head and Neck Surgery

Associate Vice President, Director Physician Network Development

The University of Pennsylvania Health System

Philadelphia, Pennsylvania

原著前言

　　头颈外科领域正在迅速发展并采用新的外科技术，旨在为患者提供安全有效的治疗方法，改善疾病预后，降低并发症的发生率，缩短恢复期。外科机器人系统就是新技术的代表。作为十年前一项新兴技术正迅速成为头颈肿瘤外科医师治疗头颈部呼吸消化系统相关癌症的标准方法。此外，这项技术的应用还将继续延伸到甲状腺手术、颈淋巴结清扫手术、鼻和鼻咽手术以及睡眠手术。

　　随着头颈部机器人手术的开展，特别是在许多手术部位传统上是通过开放途径进入的情况下，我们很快意识到头颈部解剖的手术视角发生了改变。虽然最近的研究和文章通过对该部位血管和神经解剖学进行更多深入研究，强调了这种视角的变化，但我们发现手术图谱尚需要补充。

　　本书代表了机器人外科医师在这一领域的卓越贡献，以及他们在机器人手术和解剖学角度转变上的经验。本书是为正在用机器人进行系统培训的年轻外科医师，以及现在正在将手术机器人纳入实践的经验丰富的外科医师而设计的。收录了尸体和活体患者解剖图片，进一步说明了相比于开放手术，腔内手术的相关视角。

　　随着技术的不断改进和新机器人系统的出现，颈部手术已经逐步从开放手术转向腔内手术或远端切口入路。因为这一变化,这本图谱将着重介绍这些手术入路的解剖标志和视角。

David Goldenberg, MD, FACS

Neerav Goyal, MD, MPH

目 录

第 *1* 章　口咽部解剖及根治性扁桃体切除术
Oropharyngeal Anatomy and Radical Tonsillectomy

Neerav Goyal, Frederick Yoo, and David Goldenberg

关键解剖标志	关键血管结构	关键神经结构
■ 扁桃体前后弓	■ 扁桃体动脉	■ 舌神经
■ 翼内肌	■ 舌动脉	■ 舌咽神经
■ 茎突舌肌和茎突咽肌	■ 颈内动脉	■ 舌下神经

一、背景

经口机器人手术（transoral robotic surgery, TORS）行根治性扁桃体切除是由 Weinstein 等于 2007 年首次报道。该术式是对 Holsinger 于 2005 年报道的经口入路口咽侧方切除术的一种改良手术。为了确保邻近重要血管结构，如颈动脉系统的安全性，且保留结构的功能，充分的术前评估及影像学检查至关重要。如下文将阐述的，扁桃体区域和周围许多重要解剖结构需要良好的解剖知识及对 TORS 的熟悉程度。手术解剖结构包括咽旁间隙、咽后间隙、舌根外侧及软腭。

二、适应证

已有文献对 TORS 根治性扁桃体切除术的适应证进行了全面叙述，随着手术医师经验的不断丰富，一些曾经的绝对禁忌证现在正成为相对禁忌证。TORS 的主要适应证是扁桃体窝内鳞状细胞癌一期切除，特别是 T_1 和 T_2 期肿瘤，以及一些经过筛选的 T_3 和 T_{4a} 期的肿瘤。TORS 根治性切除扁桃体的禁忌证有Ⅳ C 期肿瘤（虽伴有远处转移但是口咽部肿瘤孤立且可完整切除的除外）、T_{4a} 期（除外仅累及舌外侧肌或翼内肌轻度受累）、影像显示紧邻颈总动脉或颈内动脉的肿瘤、任何 T 分期肿瘤伴侵犯并与咽缩肌外侧或椎前筋膜固定、无法切除的淋巴结受累及皮肤转移。其他非肿瘤的相关禁忌证包括张口受限使得手术部位无法充分显露，颈内动脉向咽后移位，以及任何使患者无法耐受全身麻醉及手术的内科并发症。

腭扁桃体解剖边界如下：

◆ 前缘
  ● 腭舌弓
  ● 腭舌肌

◆ 后缘
- 腭咽弓
- 腭咽肌
◆ 外侧缘，纤维囊
- 咽上缩肌
- 茎突舌肌
- 腭咽肌前部纤维

除了内侧游离面外，扁桃体周围被纤维囊包围，囊外侧为咽腱膜。

三、手术解剖

TORS 根治性扁桃体切除术首先要适当显露术腔，机器人视角将以利于耳鼻喉医师观察的视野展示口腔。图 1-1a 即以机器人内镜角度展示的口咽全貌。所见术野中腭垂应在视野的底部，舌根在视野的上方。首先应确定的标志是扁桃体前后弓黏膜，分别由覆盖在腭舌肌与腭咽肌上的黏膜构成，扁桃体床的前后界即由扁桃体前、后弓构成。扁桃体窝外侧以咽上缩肌为界，上至软腭，下至舌根。

手术切口沿扁桃体前弓前方的翼下颌缝垂直切开，即颊肌与咽上缩肌相交处。切口应切透咽上缩肌直至颊咽筋膜。将咽上缩肌向内侧牵拉，显露咽旁间隙。此处可能有腭小动脉及神经的终末分支，尤其是扁桃体前缘上方附近。咽旁间隙是一个倒金字塔形的间隙，外侧与翼内肌及颈深筋膜浅层相连，内侧被咽上缩肌和颊咽筋膜包围。上界是颅底，筋膜层包绕翼内肌与咽上缩肌在此处与颅底交汇。向下汇聚在舌骨大角处，前为翼下颌缝，后为颈动脉鞘、椎前筋膜，咽旁间隙内有脂肪结缔组织，小心仔细钝性分离后即可见翼内肌。应注意：舌神经走行于翼内肌与下颌骨之间，穿过翼内肌前缘，其在此处易被显露并存在误伤风险。

自咽旁间隙沿着颊咽筋膜向后钝性分离，在此过程中，可见来自颈外动脉和面动脉的多条分支，深处可见颊脂垫（咽旁脂肪垫）（图 1-2）。继续向上分离，面动脉扁桃体支、咽升动脉和腭升动脉位于咽旁间隙。可见扁桃体动脉和咽升动脉、腭升动脉分支穿过咽上缩肌供应扁桃体床。此外，此处还可能见到来自软腭的腭降动脉，下方可见舌动脉分支。图 1-3 展示了以上部分血管分支。这一区域的主要供血动脉是面动脉的扁桃体支，其从起始处向上走行至扁桃体窝。钝性分离操作应谨慎，以免损伤咽旁间隙的重要血管。

继续向后分离，直至分离出茎突舌肌和茎突咽肌。上述肌肉在扁桃体床层面紧邻颈动脉鞘，是预防颈动脉系统损伤的重要标志。颈内动脉在茎突内侧汇入颈动脉管，茎突舌肌和茎突咽肌走行跨过颈内动脉后分别止于舌根侧方和咽上缩肌。茎突舌肌位于茎突咽肌的前外侧，两者均从茎突前下方走行，且茎突咽肌走行更垂直。在两者之间有茎突舌骨韧带走行，其起自茎突，止于舌骨大角。解剖时应将茎突舌肌和茎突咽肌与周围组织分离。图 1-4 显示了水平位、冠状位、矢状位的解剖结构。由于靠近颈动脉系统，在此区域应小心地钝性分离。已有报道颈动脉走行存在变异。目前明确的是在现有的尸体解剖研究中，有 30% 的颈内动脉存在内侧弯曲或扭结，使其更接近咽后部，更加容易受

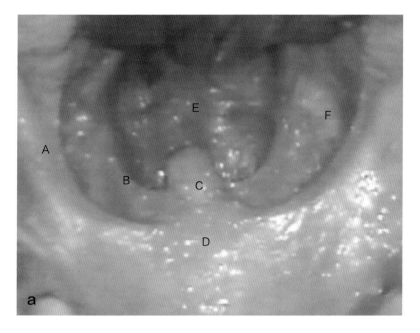

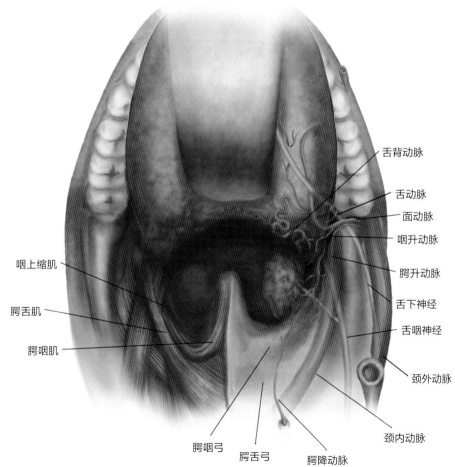

图 1-1　a. 口咽的经口观；b. 口咽部详细的扁桃体前后弓及黏膜
A. 腭舌肌；B. 腭咽肌；C. 腭垂；D. 软腭；E. 咽后壁；F. 扁桃体

到损伤。手术过程中，应仔细观察咽旁间隙组织的搏动，能够帮助鉴别此种变异，从而避免损伤颈内动脉。

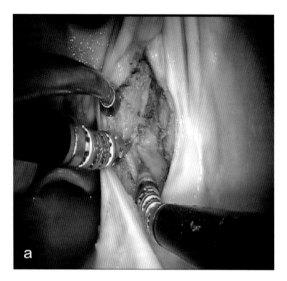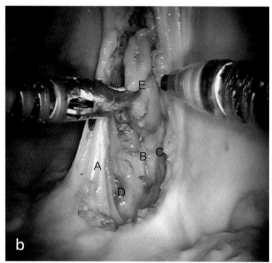

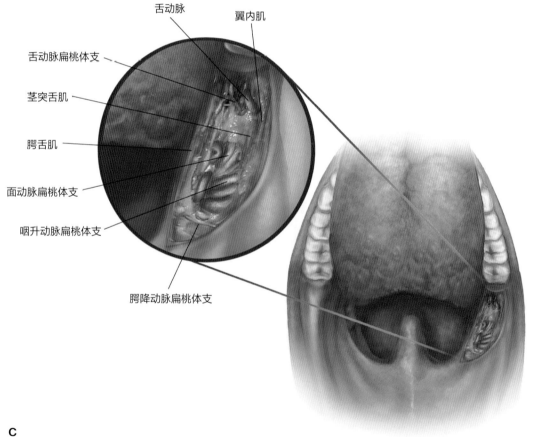

舌动脉

翼内肌

舌动脉扁桃体支

茎突舌肌

腭舌肌

面动脉扁桃体支

咽升动脉扁桃体支

腭降动脉扁桃体支

c

图 1-2　a. 切开翼颌缝和咽上缩肌外侧，显露咽旁间隙脂肪、颊脂垫；b. 经口直视下右侧扁桃体窝；c. 结构示意图

A. 腭舌肌；B. 咽升动脉扁桃体支；C. 咽旁脂肪；D. 扁桃体静脉丛；E. 颊脂垫

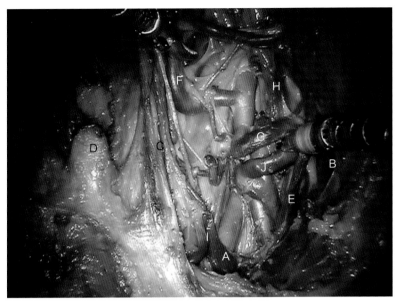

图 1-3 进一步分离咽缩肌外侧显露咽旁间隙内的血管，如图所示咽升血管及其上支、中支和咽上血管分支。此外，扁桃体静脉丛结构位于颈外动脉深部，继续分离可见茎突咽肌和舌肌

A. 茎突舌肌；B. 翼内肌；C. 腭舌肌；D. 腭垂；E. 茎突咽肌；F. 面动脉扁桃体支；G. 咽升动脉扁桃体支（咽中支）；H. 咽上缩肌；I. 腭降动脉扁桃体支；J. 扁桃体静脉丛

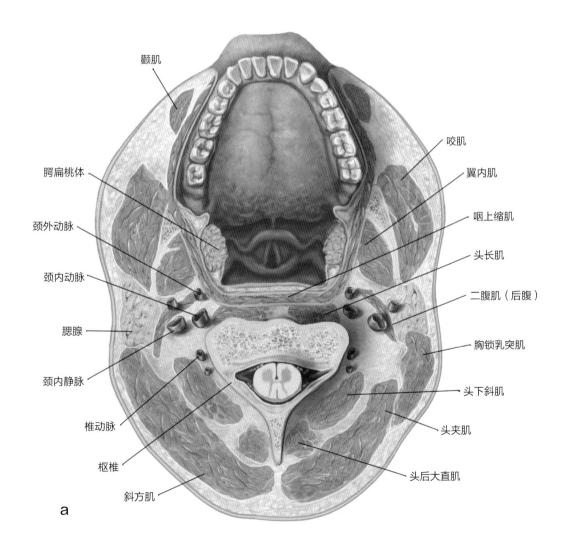

a

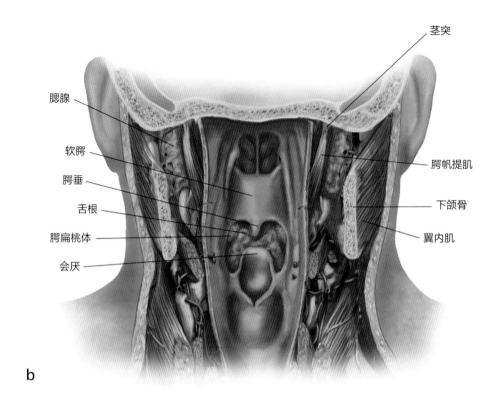

茎突

腮腺

软腭

腭垂

舌根

腭扁桃体

会厌

腭帆提肌

下颌骨

翼内肌

b

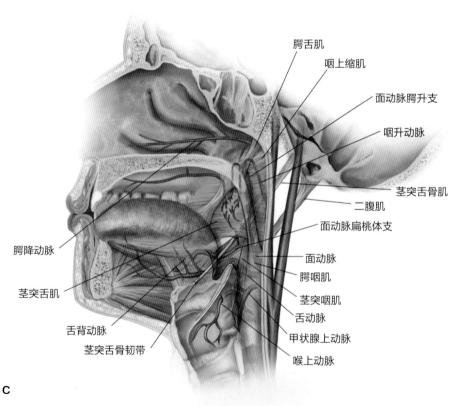

腭舌肌

咽上缩肌

面动脉腭升支

咽升动脉

茎突舌骨肌

二腹肌

面动脉扁桃体支

面动脉

腭咽肌

茎突咽肌

舌动脉

甲状腺上动脉

喉上动脉

腭降动脉

茎突舌肌

舌背动脉

茎突舌骨韧带

c

图 1-4　a. 口咽及腭扁桃体的水平位；b. 冠状位；c. 矢状位

在咽旁间隙下端，茎突咽肌与茎突舌肌分开走行，此处有舌咽神经舌支向前走行至舌根外侧。舌咽神经于颈静脉孔出颅，在茎突咽肌后方伴随颈动脉鞘向下走行。舌咽神经向前走向舌根外侧，于咽中、咽上缩肌之间的茎突舌骨韧带的内侧进入舌根。尸体解剖研究发现舌咽神经的走行存在变异，大多数案例中，舌咽神经通过咽上缩肌、茎突舌肌或者茎突咽肌与扁桃体窝分开，然而约20%的案例中舌咽神经在到达舌根处时附着于扁桃体包膜上，基于这种变化，术中分离扁桃体下极处时应谨慎小心以防损伤舌咽神经。

腭扁桃体血供如下：

◆ 来自颈外动脉供血
◆ 扁桃体下极
  ● 面动脉扁桃体分支（有时为腭升动脉）
  ● 舌动脉舌背支
  ● 腭升动脉分支
◆ 扁桃体上极
  ● 咽升动脉
  ● 腭降动脉
      ● 腭大动脉
      ● 腭小动脉

其次，应注意软腭。软腭切除应包括腭舌肌与腭咽肌之间的软组织部分。软腭后部主要由腭帆提肌纤维组成，在解离软腭的过程中，可能会遇到腭降动脉的小分支，其供应软腭后方、腭垂及扁桃体窝上极。腭小动脉在腭降动脉分叉处经腭大孔进入腭区。软腭中可见腭小神经终末分支，司腭垂及软腭感觉。软腭切除范围的大小取决于肿瘤的侵犯程度。一般自软腭向后延伸，经扁桃体后弓、咽上缩肌上缘，将上述结构和肿瘤一并切除。将咽缩肌由颊咽筋膜及翼状筋膜内侧谨慎切除。如前所述，颈内动脉在此处可存在弯曲和扭结，因此游离此处组织时需小心谨慎。

完成软腭切除后手术操作即可到达舌根外侧。同样，舌根游离和切除的范围由肿瘤的侵犯程度决定。做好充分的术前准备，舌根切除不得超过整体的50%，以防术后功能失调。舌根切除的范围应向后至会厌谷。舌的外侧肌群在舌根外侧，包括腭舌肌和茎突舌肌。由于肿瘤的侵犯需要大范围切除舌根时可能遇到舌动脉、舌神经及舌根外侧走行的舌下神经（图1-5）。

舌动脉自起始处经咽侧壁进入舌根，内侧邻近舌骨舌肌，外侧邻近茎突咽肌，上方邻近咽缩肌和茎突舌骨韧带。当接近舌体时，舌动脉向内侧发出数个分支至会厌谷，向外侧发出一支至扁桃体床。在舌体内，舌动脉在舌骨舌肌后缘的上方发出舌背动脉，并发出远端分支进入其末端分支：舌深动脉和舌下动脉。在舌根外侧舌动脉外侧深方，可见舌下神经向前延伸进入舌体。舌下神经与舌动脉不同，它进入舌骨舌肌外侧。舌神经自咽旁间隙内茎突咽肌和茎突舌肌外侧进入舌根。舌神经向前下走行，支配口底和下颌下腺，舌神经和舌动脉的关系如图1-5。

到这一步时，手术是通过从舌根切断舌外肌来完成的。最后一步是切除会厌谷至软腭

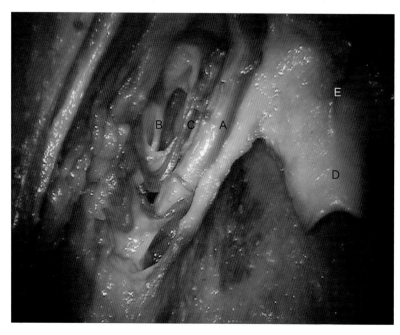

图 1-5　舌神经及舌动脉
A. 舌动脉；B. 舌神经；C. 舌
骨舌肌；D. 会厌；E. 舌会厌
正中韧带

水平的咽后壁。

腭扁桃体的神经分布如下：

◆ 扁桃体丛：腭中神经和腭后神经（Meckel 神经节的分支）与舌咽神经扁桃体分支相连，
在扁桃体周围形成一个神经丛（称为"扁桃体环"）。

◆ 上颌神经

  ● 穿过（非突触）蝶腭神经节

  ● 经腭小神经分布

◆ 舌咽神经扁桃体支

◆ 可引起的耳痛鼓室神经（舌咽神经分支、Jacobson 神经）

图 1-6 展示了以上根治性扁桃体切除的步骤。

肿瘤　　　　　　　　　　　舌根

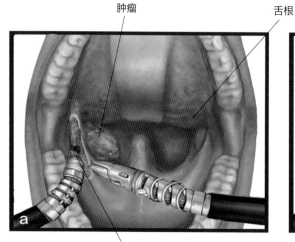

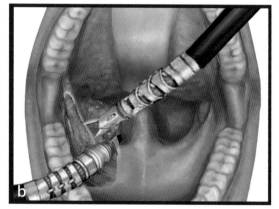

Bovie 电刀头

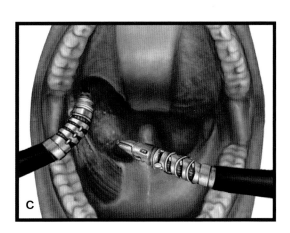
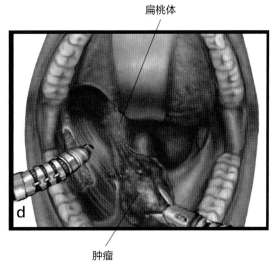

扁桃体

肿瘤

图 1-6　a. 扁桃体前弓的外侧切口；b. 包含扁桃体上极的软腭切口；c. 舌根切口；d. 将标本向内侧上抬，以咽上缩肌作为肿瘤切除的外侧缘

（贾　芳　译　孟令照　房居高　校）

第2章 舌根切除和下咽的解剖

Base of Tongue Resection and Hypopharyngeal Anatomy

Aaron R. Baker, Neerav Goyal, and David Goldenberg

关键解剖标志		关键血管结构	关键神经结构
■ 扁桃体前弓和后弓	– 茎突舌肌	■ 舌动脉	■ 舌神经
■ 舌外肌	■ 茎突咽肌	■ 颈内动脉	■ 舌咽神经
– 舌骨舌肌	■ 舌骨		■ 舌下神经
– 颏舌肌	■ 会厌		

一、背景

O'Malley 等于 2006 年首次描述了采用经口机器人切除舌根原发性肿瘤手术的方法。该方法是在抑制肿瘤生长、降低肿瘤的发病率技术的基础上演变而来。采用微创切除术结合术后放、化疗的方法可有效控制肿瘤的局部复发和远处转移，进而降低发病率。

鉴于舌动脉和舌下神经等重要解剖结构之间紧密相邻，掌握大体的解剖结构及患者术前的影像学检查对于减少术中并发症和降低术后复发率至关重要。解剖结构主要包括舌根、舌扁桃体、腭扁桃体。

下咽可能涉及舌根或扁桃体窝的肿瘤，因为区域之间的划分不是筋膜层面而是理论层面。下咽的解剖也将在本章中讨论。图 2-1 为舌的水平位、冠状位和矢状位解剖。

二、适应证

经口机器人手术（TORS）最初在文献中描述是应用于舌根肿瘤或其他病变，随着手术经验的积累，将它应用于治疗阻塞性睡眠呼吸暂停综合征（OSA）的数据也越来越多。主要适应证包括控制和切除肿瘤（通常是鳞状细胞癌），切除多余的阻塞组织以增加 OSA 的空气通道。在 OSA 的治疗中，手术切除可以只通过对舌中线最小化的切除，从而最大限度地降低对神经、血管损伤的风险。相比之下，肿瘤则是扩大切除。舌的解剖边界并不能由筋膜层面很好地进行界定，而是和邻近区域相连续，比如下咽和扁桃体窝。此外，舌的小涎腺肿瘤很少发生在中线，大多数需要侧方切除。经口机器人舌肿瘤切除术的主要禁忌证包括：①严重的张口困难而无法使用经口器械的；②远处转移至颅底、双侧舌底或椎前筋膜的肿瘤；③肿瘤侵犯颈动脉鞘或动脉的；④累及 50% 以上的舌根导致严重吞咽困难的。

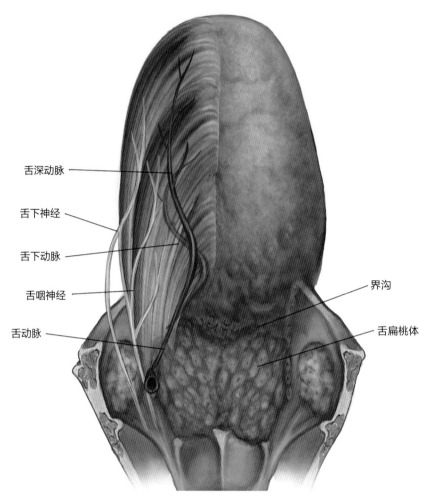

舌深动脉

舌下神经

舌下动脉

舌咽神经

舌动脉

界沟

舌扁桃体

a

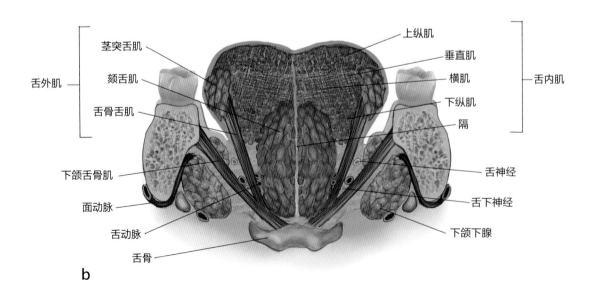

茎突舌肌

颏舌肌

舌骨舌肌

舌外肌

下颌舌骨肌

面动脉

舌动脉

舌骨

上纵肌

垂直肌

横肌

下纵肌

隔

舌内肌

舌神经

舌下神经

下颌下腺

b

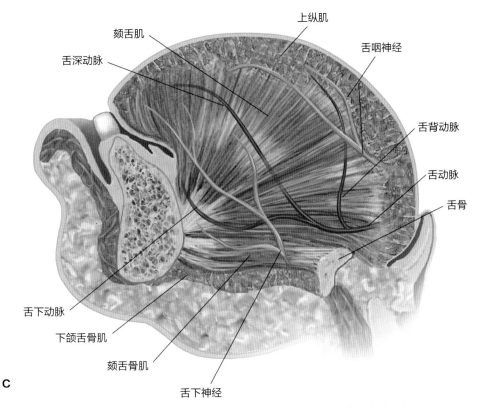

颏舌肌
舌深动脉
上纵肌
舌咽神经
舌背动脉
舌动脉
舌骨
舌下动脉
下颌舌骨肌
颏舌骨肌
舌下神经

c

图 2-1　舌在水平位（a）、冠状位（b）及矢状位（c）上的解剖

三、手术步骤与解剖

机器人舌根切除术始于充分的显露，包括开口器的选择，患者应经鼻插管以降低来自气管插管的干扰。正如 Friedman 等所述，为了更好地使机器人仪器和内镜进入口咽，可行改良 Z 形 - 腭成形术（ZPP）。通过切除多余的组织和增加上腭与咽后壁之间的距离来提高 OSA 的舌根手术效果。简单地说，切除软腭下方的黏膜直至软腭和腭垂之间的肌层，呈 U 形，U 形的最低点在腭垂上。腭垂和软腭在中线处用冷器械切开，由此形成的皮瓣反向并向前旋转，露出软腭上方的黏膜，黏膜边缘聚集在一起并充分显露口咽（图 2-2 a、b）。

接下来处理舌部，为避免损伤侧支血管和神经结构应沿着之前缝线的痕迹将舌体向前牵拉，耳鼻喉科医师应该很熟悉由此可能产生的后果。腭垂和软腭在视野的下部，腭扁桃体位于侧面，舌在前方。舌被舌根末端沟和盲孔分开，会厌位于后下方，之间是舌会厌正中襞和舌会厌外侧襞。舌根外侧通过腭舌肌上的黏膜与扁桃体窝相连，舌的中线沟和盲孔是区分舌根左右两侧的分界线。

（一）舌根肿瘤根治术

舌根肿瘤切除术一直应该是整块切除，切除的标本应该是单个或少数几块。这就需要对该区域的典型解剖结构有准确了解。通过查体、影像、喉镜等检查获得患者特征性解剖结构和肿瘤的特点。为了使读者熟悉典型的解剖结构，本章将对该局部解剖结构逐个进行讨论。

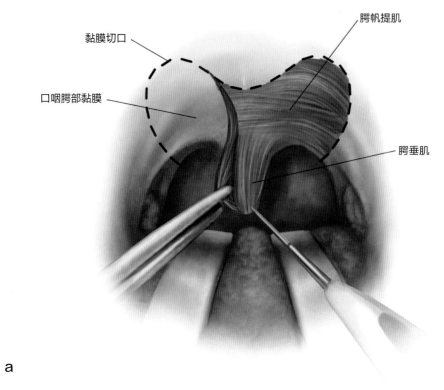

黏膜切口

口咽腭部黏膜

腭帆提肌

腭垂肌

a

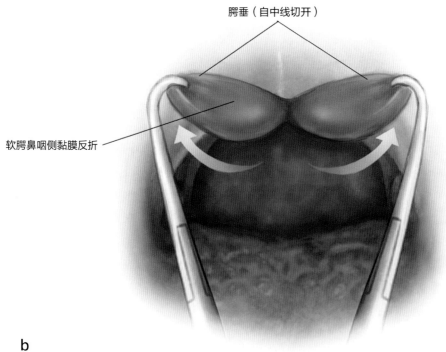

腭垂（自中线切开）

软腭鼻咽侧黏膜反折

b

图 2-2 Z 形 - 腭咽成形术改善口咽气道

a. 从腭垂和软腭肌肉上掀起黏膜瓣；b. 中线处用冷器械撑开后，将鼻咽侧黏膜向前反向缝合，扩大口咽气道

　　连接机器人，识别舌根解剖边界。如有必要，首先在包膜下平面上常规切除腭扁桃体，方法与第 1 章所述相似（咽上缩肌内侧）。然后小心地将舌根的黏膜和舌扁桃体组织从舌表面移至终沟的后部。在这下面，有来自舌背动脉衍生出的丰富小动脉网。应注意彻底止血，并结扎此动脉网。同时，沿着分支将能够识别舌深动脉和侧支血管，并通过腭舌肌直到舌根。分支有时延伸至会厌谷和会厌上（图 2-3）。

　　在中线上，切除小动脉丛下方的淋巴组织，露出舌的固有肌肉组织。上纵肌纤维可以在浅层识别，一直延伸到小动脉瓣。切除这些肌肉纤维后，显露构成舌大部分的垂直肌以及横肌。在肌肉的深处是下纵肌，其次是颏舌肌。在会厌谷前方，舌骨的角显露于外侧，会再次遇到舌动脉，因为它越过舌骨，向上走行于舌的下外侧面后继续向前走行，可以看到舌背动脉分支向前面描述过的小动脉网内侧延伸。舌骨舌肌位于动脉外侧，后方可见舌骨肌纤维和咽中缩肌之间的动脉。舌动脉在舌骨舌肌前分为舌深动脉和舌下动脉，舌深动脉供应舌的背侧和外侧，舌下动脉供应舌的腹侧和口底。值得注意的是，若切除其中一条动脉，舌动脉有足够的吻合血流代偿，可保留同侧的舌前组织。如有可能，应注意至少保留一条舌动脉。若两条动脉都需要切除，由于前方舌组织没有足够的血液供应则需全舌切除。图 2-1c 从矢状位显示了这种血液供应。图 2-4 描述了机器人切除右侧舌根肿瘤的步骤。

　　舌下神经位于舌骨大角和舌动脉的外侧，在舌骨舌肌的外表面上，舌下神经可以在下颌下腺的内侧被识别，因为它向上和向前行进，给舌的肌肉提供运动神经支配。舌下神经同时分布在颏舌肌的外侧面，以支配舌肌。术中注意一定不要损伤舌下神经，尤其是使用电刀时，因舌下神经纤维毗邻此处。在切除上侧面时可能会看到舌神经，舌神经在茎突舌肌和部分咽上缩肌的表面汇入上纵肌。舌神经沿着舌背向前运动，通过鼓索神经接受舌前 2/3 的感觉和味觉。

　　在舌骨大角、小角与舌骨体交界处，可见二腹肌肌腱及茎突舌骨韧带。舌骨和下颌骨的连接在下颌舌骨肌下外方，颏舌肌位于前上方，下颌舌骨肌附着于舌骨下缘。

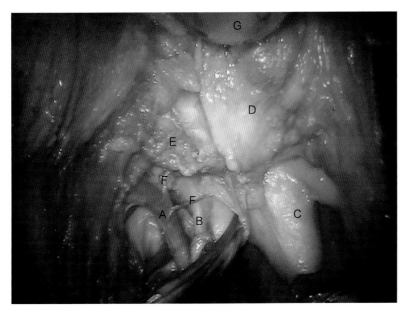

图 2-3　舌动脉的分支进入会厌谷和会厌
A. 舌动脉；B. 舌骨；C. 会厌；D. 舌根黏膜；E. 舌外肌；F. 舌动脉分支；G. 开口器

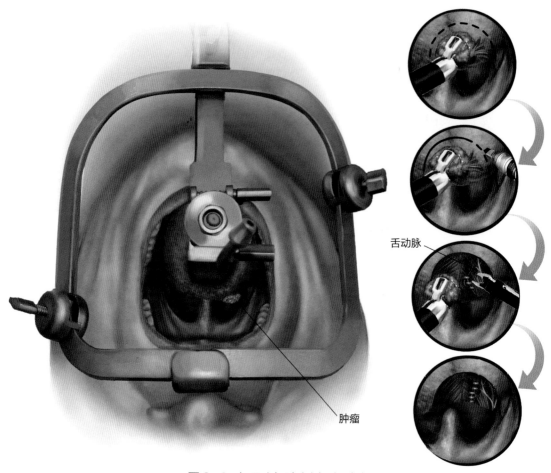

舌动脉

肿瘤

图 2-4　机器人切除右侧舌根肿瘤

（二）用于治疗阻塞性睡眠呼吸暂停综合征的舌根中线切除术

双侧舌动脉可通过侧方的多普勒超声来识别。这使得在中线处注射肾上腺素以控制出血和避免血管痉挛成为可能。应尽量少用麻醉剂，尤其是视野的外侧部分，以避免舌下神经麻痹，而这会加剧术后阻塞。手术操作在舌根内侧进行可避免损伤周围结构。平行的旁正中切口穿过黏膜和舌扁桃体进入舌固有的肌肉组织，从盲孔的水平向下至会厌谷。切除所需肌肉的程度与舌扁桃体肥大程度成反比。观察相关层面，可发现舌扁桃体上层覆盖舌背动脉发出的小动脉网。薄的上纵肌将是遇到的最表层。然后通过切除三角形的固有垂直肌和横肌的肌肉以对舌根减容。舌根黏膜缺损较少，很容易进行修复（图 2-5）。同时，评估会厌和声门上组织，以确定是否需要切除或固定。切除多余的会厌组织比较容易，会厌软骨上覆盖着一层薄薄的黏膜层，并有来自舌动脉背侧支的多个分支供应。

（三）下咽解剖

如前所述，舌根和下咽是没有筋膜分离的区域划分。下咽始于舌骨水平上方，并在下方和后部延伸至环状软骨水平，包括环后区域。侧缘是咽部的侧壁，包括位于咽侧壁和会厌

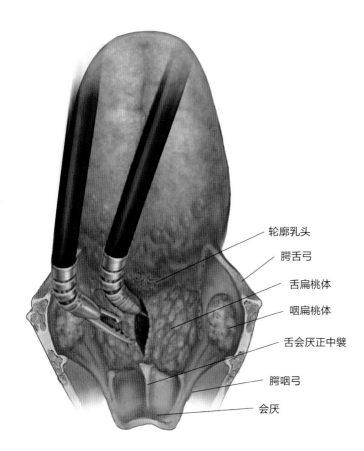

轮廓乳头

腭舌弓

舌扁桃体

咽扁桃体

舌会厌正中襞

腭咽弓

会厌

图 2-5　舌根中线切除术 / 舌根缩减术治疗阻塞性睡眠呼吸暂停

之间的梨状隐窝（也称梨状窝或窦）。咽后壁是下咽和咽后间隙的交界。

　　舌骨显露如前所述，咽中缩肌自舌骨大角、小角以及茎突舌骨韧带向外侧延伸至咽壁，直到咽后壁中缝的后面。舌骨附近可见舌动脉，在咽中缩肌和舌骨肌之间穿行，当从后面穿过时，咽中缩肌向外呈扇形走行，向上与咽上缩肌相连，向下与咽下缩肌相连。下咽通过喉部周围的梨状窝向后弯曲。梨状窝由侧咽壁在侧面形成，在内侧由杓会厌皱襞形成。这些凹处表面向上连接到会厌，使食物在吞咽过程中通过喉部。在环后区，咽下缩肌位于黏膜下方，从环状软骨后缘向咽后壁正中后外侧延伸。与咽中缩肌相似，咽下缩肌也呈扇形，在上缘与咽中缩肌重叠。这种括约肌被认为是食管上括约肌。甲状软骨也插入下括约肌，使肌肉有两个不同的腹侧面。两个腹侧面之间的小间隙被称为 Killian 裂隙，如果吞咽动作不协调，可能造成 Zenker 憩室。图 2-1a 显示了舌根和下咽的水平位图。

　　咽缩肌运动神经通过迷走神经的分支支配。这种神经支配虽然在解剖时不容易看到，但在下咽癌的症状学中很重要，因为支配咽缩肌的迷走神经纤维和迷走神经的耳支之间的交叉信号可以表现为耳部特征性疼痛。感觉神经是通过舌咽神经支配，舌咽神经的分支分布在咽中缩肌和茎突咽肌的外侧面。小分支继续延伸到舌骨舌肌下方，为舌部的后 1/3 提供感觉和味觉。

（邹良玉　译　孟令照　房居高　校）

第3章　咽旁间隙结构及解剖

Parapharyngeal Space Anatomy and Dissection

Daniel R. Clayburgh and Umamaheswar Duvvuri

关键解剖标志	关键血管结构	关键神经结构
■ 茎突咽肌	■ 颈内动脉	■ 舌咽神经
■ 茎突舌肌	■ 颈外动脉	■ 迷走神经
	■ 腭升动脉	■ 副神经
	■ 咽升动脉	■ 舌下神经

一、背景

咽旁间隙是一个包含了许多重要结构的复杂区域。许多病变均可起源于或累及咽旁间隙；然而，头颈外科医师所做的手术大多经过颈部入路，因而他们熟悉此处解剖。而咽旁间隙即直接位于扁桃体窝的外侧，且在经口机器人根治性扁桃体切除术中经常会遇到此间隙。因此，有必要通过经口机器人手术（transoral robotic surgery, TORS）的独特视角充分了解这一区域的解剖结构。

二、基本解剖

咽旁间隙一般呈倒金字塔形（图 3-1），其基底位于颅底，毗邻颞骨和蝶骨；在此狭小区域内有颈动脉管、颈静脉孔和舌下神经管。咽旁间隙的顶端位于舌骨大角处。前壁由翼下颌缝和翼状筋膜组成。后侧以椎前筋膜和颈动脉鞘为界；咽旁间隙的后内侧部分也与咽后间隙相通。咽为咽旁间隙内侧界。外侧最复杂，上部由下颌骨升支、翼内肌和腮腺的深叶组成；下部由二腹肌后腹组成。

咽旁间隙被由茎突延伸到腭帆张肌及翼突内侧板的筋膜（又称茎突隔膜或 Zuckerkandl-Testut 筋膜）分为茎突前间隙和茎突后间隙。后隙包括舌咽神经、迷走神经、副神经、舌下神经、颈交感干及颈内动脉、颈内静脉、颈动脉体。前隙内含有脂肪、小唾液腺，上颌动脉和三叉神经下颌支的分支（图 3-2a），其矢状位和冠状位如图 3-2b 及 3-2c 所示。

三、咽旁间隙的外科解剖

咽旁间隙直接位于口咽和扁桃体窝的外侧；因此，在口咽病变的 TORS 手术过程中经

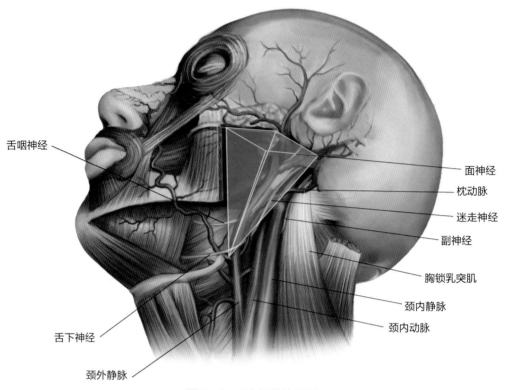

舌咽神经

面神经
枕动脉
迷走神经
副神经
胸锁乳突肌
颈内静脉
颈内动脉

舌下神经

颈外静脉

图 3-1　咽旁间隙边界图

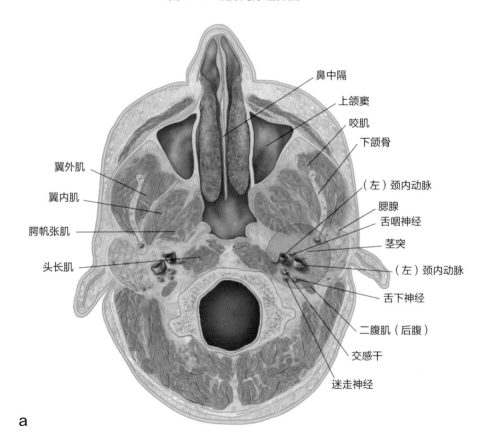

鼻中隔
上颌窦
咬肌
下颌骨
（左）颈内动脉
腮腺
舌咽神经
茎突
（左）颈内动脉
舌下神经
二腹肌（后腹）
交感干
迷走神经

翼外肌
翼内肌
腭帆张肌
头长肌

a

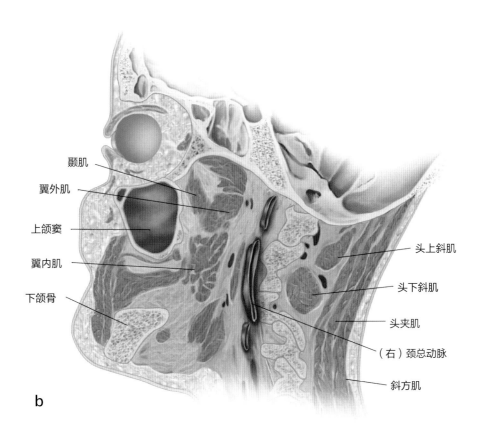

颞肌

翼外肌

上颌窦

翼内肌

下颌骨

头上斜肌

头下斜肌

头夹肌

（右）颈总动脉

斜方肌

b

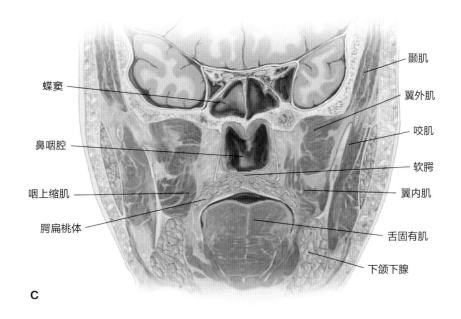

蝶窦

鼻咽腔

咽上缩肌

腭扁桃体

颞肌

翼外肌

咬肌

软腭

翼内肌

舌固有肌

下颌下腺

c

图 3-2　a. 咽旁间隙横断位图；b. 经颈内静脉咽旁间隙解剖矢状位；c. 冠状位

常涉及此区域。虽然头颈外科医师通常非常熟悉咽旁间隙的外侧入路（图 3-3），由内侧入路了解这个空间的解剖关系亦非常重要的。TORS 还可用于直接进入咽旁间隙以切除该区域的肿瘤。进入咽旁间隙是通过翼下颌缝的切口及分离扁桃体前弓的肌肉组织与咽上缩肌来实现。穿过咽缩肌后即为咽旁间隙的脂肪。

　　了解咽旁间隙的血管解剖对于该区域的手术安全进行至关重要。术中及术后出血是 TORS 最严重的并发症，并可能危及生命。茎突咽肌及茎突舌肌是该区域血管解剖的重要标志。

　　茎突舌肌起源于茎突近顶端的前外侧面。然后在颈内动脉和颈外动脉之间向下内侧走行，并在近舌背面处进入舌的外侧。腭升动脉穿过茎突舌肌远端 1/3 处，其最接近经口入路的外科区域。茎突咽肌为一长而纤细的肌肉，上呈圆柱形，下扁平。它起源于茎突近基底部的内侧，然后在咽上缩肌和咽中缩肌间向下走行，最后进入咽部黏膜下层。舌咽神经在茎突咽肌的外侧走行，并穿过它到达舌。茎突咽肌和茎突舌肌共同组成了经口手术中的一个重要平面（图 3-4）。该平面的前部是一个相对安全的区域，只有小的血管分支存在于此区域中。平面的后侧有重要血管，如颈动脉和颈静脉。因此，手术操作在超过茎突咽肌和茎突舌肌所构成的平面时应高度谨慎。

　　颈内动脉位于茎突后间隙，在经口入路时受到茎突隔膜的保护。在咽旁间隙，被茎突、茎突隔膜、舌咽神经和迷走神经咽支与颈外动脉分隔。在大多数情况下，颈内动脉穿过咽旁间隙时走行相对笔直；在不足 10% 的个体中，其可在近扁桃体窝处弯曲并邻近咽腔。舌咽

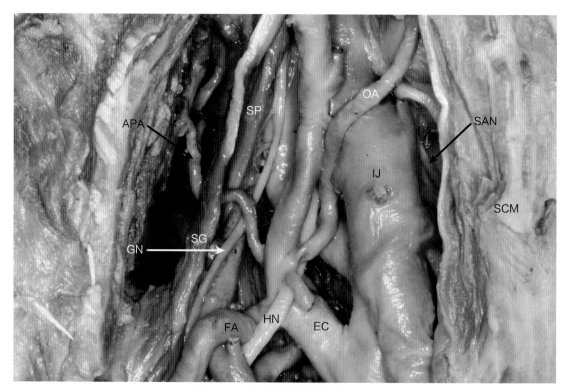

图 3-3　经颈侧入路咽旁间隙视图

APA. 咽升动脉；EC. 颈外动脉；FA. 面动脉；GN. 舌咽神经；HN. 舌下神经；IJ. 颈内静脉；OA. 枕动脉；SAN.（脊）副神经；SCM. 胸锁乳突肌；SG. 茎突舌肌；SP. 茎突咽肌

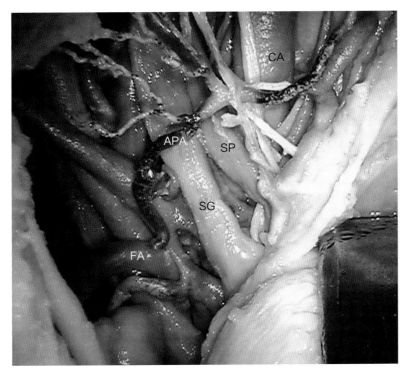

图 3-4　经口入路咽旁间隙及茎突咽肌 - 茎突舌肌边界
APA. 咽升动脉；CA. 颈动脉；FA. 面动脉；SG. 茎突舌肌；SP. 茎突咽肌

神经、迷走神经、副神经和舌下神经位于颈内动脉和颈内静脉之间，在颅底处颈内静脉位于颈内动脉后方。

颈外动脉位于茎突前间隙，其通过茎突隔膜、咽静脉丛及舌咽神经与颈内动脉分隔。颈外动脉通常位于咽旁脂肪垫的外侧。因此，在 TORS 手术过程中，在咽旁脂肪垫内侧进行手术操作将避免颈外动脉的显露和损伤。然而，在少数个体中，颈外动脉可能在茎突舌肌及茎突咽肌之间凸出至咽旁脂肪中，并毗邻咽缩肌。颈外动脉在咽旁间隙区域内发出几个分支，在 TORS 手术过程中有可能损伤。

腭升动脉供应扁桃体和咽上缩肌，并有效地提供咽旁间隙的血供（图 3-5）。因此，了解这腭升动脉的解剖结构对于避免手术副损伤至关重要。在大多数个体中，腭升动脉起源于面动脉，部分亦可能直接起源起颈外动脉。在 2/3 的个体中，它穿过茎突舌肌，然后进入茎突前间隙。另 1/3 的个体中，腭升动脉则于茎突咽肌和茎突舌肌之间穿过后进入茎突前间隙。该血管以约 65°穿过茎突舌肌，然后分出 2 ～ 3 个分支到达翼内肌。在近腭帆提肌处分离，其中一分支在进入和供应软腭之前供应腭帆提肌，另外一分支穿过咽上缩肌，供应腭扁桃体，远端分支可与咽升动脉吻合。

咽升动脉通常起源于颈外动脉的内侧，其他变异包括起源于颈内动脉、枕动脉或咽升动脉缺如。在大多数情况下，咽升动脉继而垂直向上走行在颈内动脉和咽侧壁之间，直到颅底，位于头长肌上。少数情况下，咽升动脉亦可于颈内动脉和颈静脉之间上行，或者可能分出几个分支。其分支供应咽中缩肌，茎突咽肌和位于颈静脉和舌下神经孔内邻近的神经脑膜结构。

包括舌咽神经、迷走神经、副神经和舌下神经在内的一部分脑神经也穿过咽旁间隙。这些神经与咽旁间隙其他结构的关系对于避免这些结构的损伤至关重要。

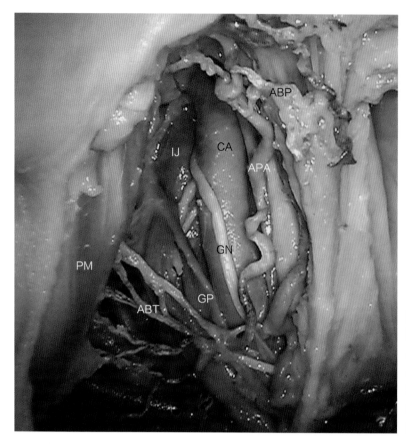

图 3-5 经口入路咽旁间隙视图

ABP. 咽侧壁的动脉分支；
ABT. 翼肌的动脉分支；APA.
咽 升 动 脉；CA. 颈 动 脉；
GN. 舌咽神经；GP. 舌咽肌；
IJ. 颈内静脉；PM. 翼内肌

　　舌咽神经支配舌后和咽壁感觉，是咽旁间隙内解剖结构最复杂的脑神经。舌咽神经的上部出颈静脉孔后走行于颈内动脉和颈内静脉之间，下降并向深部到达茎突。颈动脉体和颈动脉窦支起源于舌咽神经此段，并沿颈内动脉的内侧走行。然后舌咽神经向后经过茎突咽肌，并发出分支支配茎突咽肌及咽壁。然后，舌咽神经从茎突咽肌的下缘穿出，此处被筋膜和舌骨肌覆盖。从经口入路的角度来看，在茎突咽肌以下的这段神经，位于由茎突舌肌和茎突咽肌形成的平面上。舌咽神经的舌支通过舌扁桃体沟区域的咽缩肌后进入舌底。在腭扁桃体切除术中，该神经分支有损伤风险，进而出现术后吞咽困难和味觉障碍。

　　迷走神经经颈静脉孔出颅，并立刻形成上（颈）神经节；在此处，迷走神经的小分支向耳神经和副神经走行。颈静脉神经节以下为下（结）神经节。该处分出咽神经和喉上神经。迷走神经的主干随后在颈动脉鞘内下行。在经口入路的咽旁间隙手术中，除刚出颅底以下的区域外，迷走神经相对地受到颈静脉和颈动脉的保护。

　　副神经经颈静脉孔出颅底后直接进入咽旁间隙，然后，它迅速地向后和向下走行，穿过颈静脉（约 80% 的病例在静脉前，约 20% 的病例在静脉后）并在颈部横行向斜方肌走行。与迷走神经一样，在经口入路咽旁间隙手术中通常不会遇到该神经。

　　舌下神经经舌下神经管出颅，走行于迷走神经后方。然后在侧颈部通过颈内动脉和颈内静脉之间，向二腹肌后腹的深部走行。在经口入路的咽旁间隙解剖时，除非颅底颈静脉孔周围和后面进行广泛解剖，否则通常不会遇到舌下神经。

四、经口入路咽旁间隙手术

如前所述，咽旁间隙内含许多不同的结构及多种类型的组织。因此，该区域可发生多种病理类型病变，包括脂肪瘤、唾液腺肿瘤、神经鞘瘤、血管病变和恶性肿瘤。咽旁间隙病变切除的手术方案必须针对每位患者情况进行个体化考虑，因此，无法完全描述"典型"咽旁间隙手术所涉及的步骤。然而，在考虑这一区域的手术时，一些基本原则确实适用，特别是经口入路咽旁间隙手术。

适当的显露是咽旁间隙经口入路手术的关键（图 3-6），类似于 TORS 根治性扁桃体切除术或侧喉切除术，建立充分的入口进入口咽。最初的切口是在扁桃体前弓的前方做垂直切口，通过扁桃体外侧切开咽上缩肌。在此阶段，咽上缩肌向内牵拉，显露咽旁间隙前间隙（茎突前间隙）的内容物。仔细的钝性分离便可通过此区纤维脂肪组织，并可按照需要横向切除翼肌。在解剖前方的脂肪组织时，应注意识别和控制在此区域走行的小动脉，包括扁桃体动脉、腭升动脉分支及供应咽缩肌咽升动脉的分支。

随后要识别的主要标志为茎突舌肌和茎突咽肌，其界定了茎突前间隙的肿瘤手术的切除后界，术中成功识别茎突舌肌及茎突咽肌，可使得手术相对容易完成。如前所述，在此肌肉平面以前，仅有相对较小的血管。因此，茎突前间隙肿瘤通过经口入路手术切除时，若保证茎突咽肌及茎突舌肌平面完整，手术风险相对较小。颈动脉鞘在此平面之后，因此手

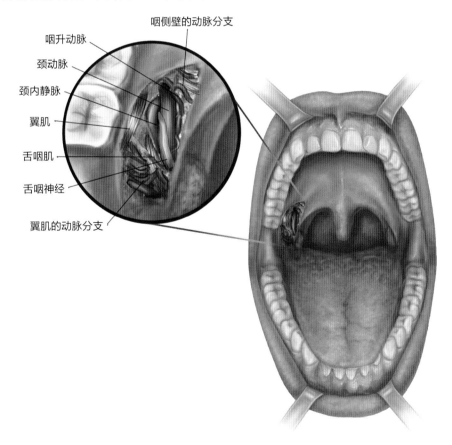

咽侧壁的动脉分支

咽升动脉
颈动脉
颈内静脉
翼肌
舌咽肌
舌咽神经
翼肌的动脉分支

图 3-6　手术入路和经口解剖显示咽旁间隙内神经血管结构

术解剖超出茎突咽肌及茎突舌肌平面时，便十分危险和复杂。位于此平面之后的肿瘤，包括许多茎突后间隙的肿瘤，切除时需要极其谨慎地通过颈侧入路方式处理。在许多情况下，若颈动脉或颈静脉发生损伤，经颈入路可以更好地控制出血。

五、结论

咽旁间隙位置接近口咽，可以很容易地通过经口入路进入。然而，这个空间的解剖非常复杂，包含许多重要大血管和脑神经结构。充分了解这个空间的解剖结构，对帮助我们确定经口入路切除咽旁间隙病变手术是否可行及增加手术安全性均至关重要。

（项清华　译　孟令照　房居高　校）

第4章 经口机器人咽后淋巴结清扫术的解剖

Anatomy of the Transoral Robotic Retropharyngeal Node Dissection

Hetal H. Patel and Neerav Goyal

关键解剖标志	关键血管结构	关键神经结构
■ 咽后壁	■ 颈内动脉	■ 交感干 / 交感神经节
■ 颊咽筋膜		
■ 翼状筋膜		

一、解剖

颈部筋膜层的认识对于理解颈深部解剖结构极为重要。颈部有 2 个主要的筋膜层：颈浅筋膜和颈深筋膜。颈浅筋膜从锁骨延伸至下颌骨，主要包绕颈阔肌。它不涉及咽后间隙，在此不做进一步讨论。颈深筋膜分为 3 个部分：浅层、中层和深层。颈深筋膜的浅层包绕颈部，并在后面附着于椎骨的棘突上。向上，颈深筋膜浅层越过下颌骨附着在颧弓上。向下前面延伸至胸骨和锁骨，向两侧及后方延伸至肩峰和肩胛骨。颈深筋膜浅层包裹胸锁乳突肌、斜方肌、腮腺和下颌下腺。颈深筋膜的中层（也称为气管前筋膜）可分为 2 个部分：肌层和脏层。肌层位于前面和中线。像浅层一样，肌层筋膜向下方附着于胸骨、锁骨和肩胛骨。肌层筋膜向上附着于舌骨和甲状软骨，包裹舌骨下肌群(带状肌)。脏层在后部起始于的颅底，前部附着于甲状软骨和舌骨。它包裹着喉、咽和甲状腺，围绕气管和食管向下延伸至心包。在上方，气管前筋膜的脏层称为颊咽筋膜，它附着于咽缩肌的后表面。颈深筋膜的深筋膜层分为椎前筋膜和翼状筋膜。

椎前筋膜从颅底延伸至尾骨，全长包绕椎前肌和脊柱。翼状筋膜位于脏层和椎前筋膜之间，由疏松的纤维结缔组构成。它向两侧附着于椎体的横突，并包绕喉上神经和交感干。翼筋膜在近第 2 胸椎水平处与前方的脏层筋膜融合。当翼状筋膜从两侧的横突向前和两侧延伸时，构成了颈动脉鞘除了前面以外的部分。颈动脉鞘是一种独特的结构，包括颈深筋膜的各层。颈动脉鞘内有颈动脉，颈内静脉和迷走神经，并从颅底延伸至锁骨。在锁骨处，颈动脉鞘分开以分别包绕所包含的结构。图 4-1a 展示了冠状位层面的不同筋膜层。

咽后间隙上界为颅底，并向下延伸至第 2 胸椎水平。咽后间隙的前界是颊咽筋膜，后界是颈深筋膜的翼状筋膜。侧边界是两侧的颈动脉鞘（图 4-1b）。这个间隙向下通向纵隔。另外，这个间隙可以向后延伸到"危险间隙"，危险间隙在咽后间隙的后方，其为翼状筋膜和椎前筋膜围成的区域。危险间隙横向延伸到颈椎横突，向下延伸至后纵隔。最后，椎前间隙位于椎体和椎前筋膜之间从颅底延伸至尾骨（图 4-2）。

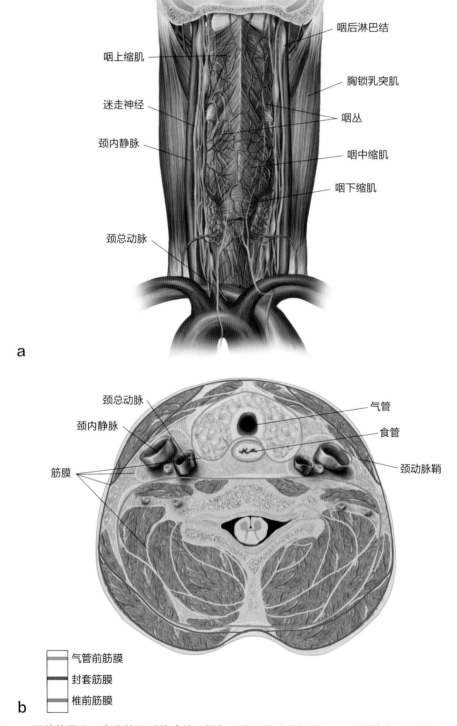

图 4-1　a. 冠状位展示了丰富的咽后静脉丛及其与咽缩肌的毗邻关系；b. 水平位上观察颈部不同筋膜层

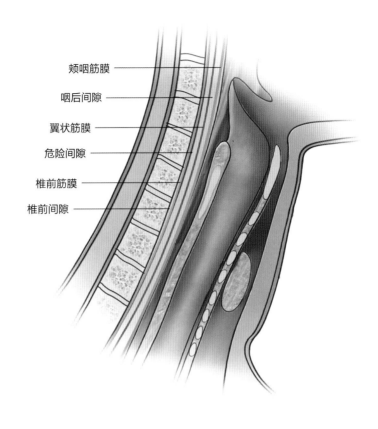

颊咽筋膜
咽后间隙
翼状筋膜
危险间隙
椎前筋膜
椎前间隙

颊咽筋膜
咽后间隙
翼状筋膜
危险间隙
椎前筋膜
椎前间隙

图 4-2　矢状位视图展示咽后的颈深筋膜各层

二、适应证

　　咽后间隙是潜在的颈深部间隙，偶与临床疾病相关。在儿童中更为常见，例如，咽后间隙内发生淋巴结坏死，可以造成颈深部间隙的感染。在成人中，多因各种头颈部恶性肿瘤发生咽后间隙淋巴结转移时被临床医师重视。该间隙可以发生咽后间隙淋巴结转移的肿瘤部位包括鼻窦、中耳、咽鼓管、鼻咽、口咽、下咽和颈部食管。口咽、下咽和鼻咽鳞状细胞癌（SCC）中已经阐述了咽后淋巴结累及的内容。另外，甲状腺癌转移到咽后淋巴结也有报道。因为传统外科手术难以到达咽后间隙，恶性肿瘤的咽后淋巴结转移通常选择放疗。

　　然而，咽后淋巴结的外科手术治疗在一些情况下对患者有益。美国国立综合癌症网络（NCCN）建议，如果具有临床可行性，应对晚期头颈癌进行手术治疗联合放疗。在侵犯咽后壁的下咽癌切除的治疗中，咽后淋巴结清扫术认为可以改善患者的预后。此外，如果口咽癌在术前评估时就发现了咽后淋巴结有累及，在治疗策略上建议对咽后淋巴结进行清扫。对于转移性甲状腺乳头状癌，手术治疗尤为重要，因为在放射性碘治疗之前有必要去除肉眼可见的残留病灶。

　　通常，咽后间隙分为内侧间隙和外侧间隙。成人很少有内侧间隙累及。当存在转移性病变，外侧间隙就尤为重要。传统的颈外入路进入该间隙需要进行下颌骨切开术或部分（全部）下咽切除术。现在使用达芬奇外科手术机器人系统（美国，In tuitive Surgical）可以安全地经口进入该间隙。

经口解剖咽后壁切除咽后淋巴结的同时，也可以进入上部颈椎。这种方法已有学者报道，可以处理。传统方法大多应用内镜或显微镜辅助进行，但最近有报道学者使用达芬奇外科手术机器人系统进行手术。机器人辅助的方法可以在狭窄的间隙中提供更好的视野，同时提供关闭硬脑膜的可能性。

三、手术技术

（一）经口机器人咽后淋巴结清扫术

手术开始前需要合理固定患者体位和摆放设备。患者取仰卧位，头部位于手术床床层。这样方便将机器人设备适当放置在患者右侧。手术助手和护士分别位于患者的头部和左侧。患者的头后仰以延长颈部，并通过放置开口器 [Crowe-Davis，Feyh-Kastenbauer（FK）和 Dingman 牵开器前文已阐释] 显露口咽。注意将麻醉气管插管保持在开口器下方的中线。然后使用经鼻腔插入并通过口腔抽出的软导管（如导尿管）使软腭上提（图 4-3a、b）。将内镜臂置于中央，2 个器械臂放置在两侧，其中一个安装有 5mm 单极电刀，另一个 5mm 马里

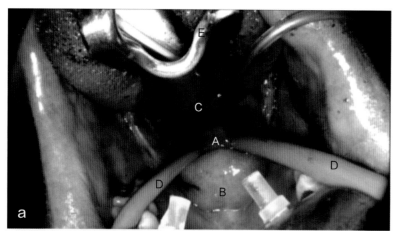

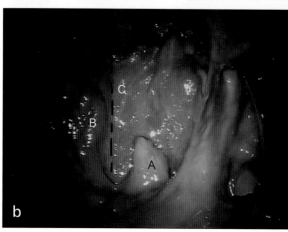

图 4-3　a. 入路：软腭被一根由鼻腔插入口腔导出的软管提拉固定。A. 腭垂；B. 软腭；C. 咽后壁；D. 红色橡胶导管；E. 开口器。b. 图片展示了设计切口位置；（C）位于扁桃体后方腭咽弓（B）的上内侧，以及腭垂（A）

兰钳。在扁桃体后方的腭咽弓处或内侧的黏膜上做一个纵行的弧形切口。然后观察下方的咽上缩肌，并仔细解剖以显露颊咽筋膜（图 4-4）。注意将筋膜的外侧与所有可见的淋巴结分开，以防止筋膜上附有淋巴结导致清扫不彻底。辨识颈内动脉的位置很重要，我们可以通过搏动识别颈内动脉的位置，并将切口设计在其内侧。切开后，即可看到咽后间隙的纤维脂肪组织，以钝性解剖的方式向下显露咽后淋巴结。在外侧透过脂肪组织的搏动再次确认颈内动脉。在确定淋巴结后，沿着淋巴结包膜从下到上进行清扫（图 4-5）。注意辨别是否为神经节，因为颈上交感神经节紧邻咽后淋巴结的外侧，并可能与淋巴结混淆。当淋巴结已从周围组织中解离时，使用双极电凝切除淋巴结。大多数患者有 1 ～ 3 个咽后淋巴结。切除所有可见的淋巴结后，冲洗术腔并止血。切除完成后黏膜无张力对合。如果在咽侧壁切除后进行咽后

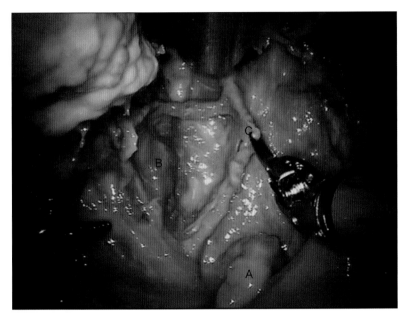

图 4-4　切开显露颊咽筋膜

A. 腭垂；B. 咽上缩肌；C. 黏膜瓣

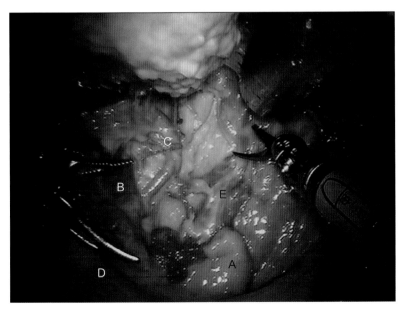

图 4-5　咽缩肌深面可见咽后静脉丛

A. 腭垂；B. 咽上缩肌；C. 咽后静脉丛；D. 腭舌弓；E. 黏膜瓣

淋巴结清扫术，咽后间隙会在完成咽侧壁切除后解剖显露（图4-6）。如果未切开颊咽筋膜，则应按上述方法进行切开。

（二）机器人经口入路治疗颈椎病变

对于颅底/颈椎的经口机器人入路，手术室设置与淋巴结清扫术有所不同。将机器人设备放置在床头，助手在患者的右侧。必要时，可将C形臂从颈部的侧面进入，不使用时可将其固定在床尾上。患者的准备与前文描述的方法类似，通过口腔放置开口器和经鼻腔置入的导尿管完成术野显露。内镜机械手臂位于中央，其他机械手臂分别在后方和上方。在获得良好视野的情况下，我们能看到寰椎和枢椎的骨性轮廓以及咽鼓管。在中线做一个黏膜切口，并用单极电刀进行解剖（图4-7）。识别前纵韧带（图4-8），并进行解剖分离，显露寰枕膜、

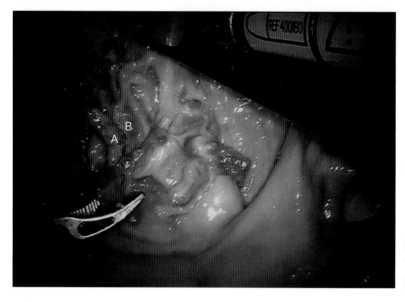

图4-6 向外侧进一步解剖可见咽后静脉丛（A）和深部的颈内动脉（B）

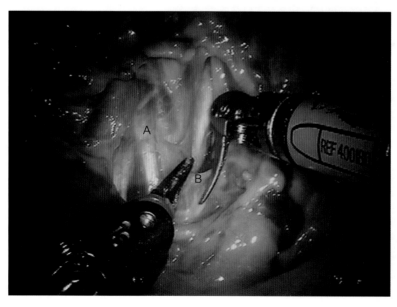

图4-7 椎体入路
A. 颈长肌；B. 咽后筋膜切开后

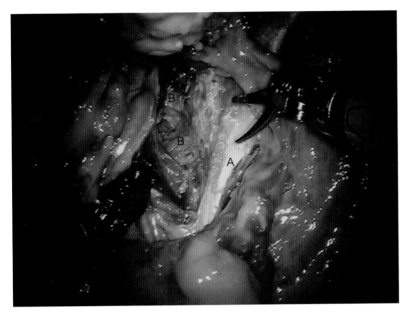

图 4-8　切开椎前筋膜后显露颈椎
A. 显露前纵韧带；B. 颈椎横突

寰椎椎弓和枢椎椎体。这些结构可以使用术中荧光透视确认。然后可以将机器人机械臂从口腔中取出，并使用脊柱外科的手术器械进行脊柱手术。内镜臂可以提供更好的手术视野，所以继续保留使用。一旦完成脊柱手术，就可以重新放置机械臂，以缝合关闭术腔。

四、结论

达芬奇机器人手术系统以良好的手术视野和远程手术控制实现了咽后间隙的经口手术。在咽后淋巴结清扫过程中，机器人手术可以代替颈外入路，从而避免相关手术并发症。同样，在处理颈椎病变时，使用机器人手术可以获得更好的手术视野，并可精确控制手术器械。随着外科手术器械的发展进步，应用机器人进行脊柱手术会变得更有前景。

（赵延明　译　李连贺　房居高　校）

第5章 鼻咽部解剖及手术入路

Nasopharyngeal Anatomy and Approaches to the Nasopharynx

Irina Chaikov and David Goldenberg

关键解剖标志	关键血管结构	关键神经结构
■ 咽隐窝（Rosenmuller 窝） ■ 咽鼓管（Eustachian 管） ■ 翼内肌和翼内板 ■ 斜坡	■ 颈内动脉 ■ 上颌动脉	■ 舌咽神经（IX） ■ 舌下神经（XII） ■ 下颌下神经（V₃） ■ 翼管神经

一、背景

已有文献报道使用经口机器人手术治疗鼻咽和前颅底部位的疾病。但与使用经口机器人手术进入口咽、下咽、声门上区的文献相比，鼻咽部入路文献相对较少，仅有少量病例报告和尸体解剖研究。筛选合适的患者对降低手术风险十分重要，另外，术前影像检查及制订手术计划也是保障手术安全的重要手段。由于鼻咽部的解剖空间局限，联合入路有助于充分显露术野及方便器械的使用。经口机器人手术系统缺少钻孔器械，较难进入颅底，可以通过联合鼻内镜的方式解决此问题。

二、适应证

尽管通过筛选合适的患者能够取得手术的成功，但在鼻咽部进行经口机器人手术的适应证尚不明确。机器人的弯曲器械虽然可以代替鼻内器械切除侧颅底肿瘤，但在侧颅底手术中仍有一些限制。位于鼻咽后壁中部的小肿瘤是经口机器人手术的理想适应证，但文献中也有鼻咽部肿瘤累及咽隐窝、颞下窝、前颅底、蝶窦、斜坡、颅中窝及颅颈交界处应用经口机器人切除的病例报告。

禁忌证包括：①肿瘤邻近颈总动脉或颈内动脉；②累及咽缩肌外侧或椎前筋膜后方的任何T 期病变；③无法切除的淋巴结及皮肤转移。非肿瘤相关的禁忌证包括：张口受限影响术区显露，颈内动脉位于咽后间隙及影响患者进行全身麻醉并发症。另外，在评估患者的张口程度时也要注意牙齿情况。

三、解剖因素

鼻咽部位于距皮肤表面10cm处，它的外侧是翼内板和翼内肌，后方是咽上缩肌和椎前肌，上方是蝶窦底壁。咽隐窝位于咽鼓管口和圆枕的后内侧。在颞下窝和茎突后间隙的连接处——咽鼓管出颅，恰好位于蝶骨棘内侧。图5-1a和b显示了这些结构的矢状位和水平位视图。

了解颈内动脉（ICA）的复杂走行是保证手术安全的关键。颈内动脉在颅底进入包裹在颞骨岩部内的颈动脉管，然后垂直走行至咽鼓管骨部的内侧，在此沿前内侧方向走行形成水平段。水平段末端，颈内动脉转向垂直方向通过蝶窦外侧壁，随后穿过海绵窦进入颅内。

根据肿瘤的范围，鼻咽切除术需要进行颅底解剖。前颅底从额骨延伸到眶顶，直至蝶骨大翼的前缘。筛窦和蝶窦的顶部形成了眼眶之间前颅底的底部。蝶骨平台是蝶窦的顶部，是前颅底的后缘，外侧为视神经管。颅中窝由蝶骨大翼和蝶骨体、岩骨嵴前骨面及颞骨的鳞部组成。蝶鞍内容纳垂体，其位于蝶窦后壁及视交叉下方。

鼻咽部肿瘤亦可累及外侧的颞下窝。颞下窝前壁为颧弓和上颌骨后部，后壁为下颌骨髁突和关节窝，内侧壁从翼突外侧板至蝶骨棘，其内包括颞肌、翼内肌、卵圆孔及下颌下神经（CN Ⅴ 3）、棘孔及脑膜中动脉。在颞下窝与茎突后间隙的连接处，咽鼓管于蝶骨棘内侧出颅。茎突后间隙包含颈动脉管和颈静脉孔的入口［其内有舌咽神经（CN Ⅸ）和舌下神经（CN Ⅻ）］。它位于翼突内侧板和茎突的后方。翼腭窝是位于上颌窦后壁与翼板之间的间隙，眶下裂通向翼腭窝，其内含有圆孔［其内有上颌神经（CN Ⅴ 2）］和翼管神经。

四、手术方式

经鼻内镜入路切除鼻咽中线和颅底小肿瘤已被多次报道。但由于内镜器械的限制，对于咽旁病变的切除有一定局限性。TORS可以克服此局限，通过双手操作，利用腕关节的灵活性可以进入咽旁，并利用广角放大的3D视野观察术区的"拐角"。多个尸体解剖及病例报告已报道了使用经口机器人手术处理鼻咽部病变，并归纳了多种利用经口机器人手术进入鼻咽部的入路方式，包括单独经口入路，联合经鼻内镜入路，腭部切开入路及经颈入路。

（一）单独经口入路

文献报道了一位患者和尸体解剖及活犬研究中单独使用TORS进入咽旁间隙和颞下窝。该入路利用Crowe-Davis开口器充分显露术腔，并使用30°高分辨率镜头。所有机械臂均固定在口腔内。用电刀在腭舌弓柱外侧做切口，分离解剖腭咽肌和腭舌肌至咽旁间隙脂肪。分离颈外动脉的扁桃体分支，利用内镜手术夹将其结扎，解剖并保护舌咽神经。接着解剖颈内动脉的前外侧，进入茎突后间隙及颞下窝区（如第3章所述）。进一步解剖颞下窝的颈内动脉和舌咽神经、迷走神经和副神经及进入颅内的颈静脉球。

尽管此入路可显露颅底并识别孔隙和相应的脑神经，但对于骨性结构的处理仍存在局限性。由于目前缺乏机械钻和钻头，单独使用TORS无法切除颅底和进行颅内的手术。需要注意的是，此入路不能在颈动脉分叉水平以下进行解剖。这种方式适合切除良性病变，如

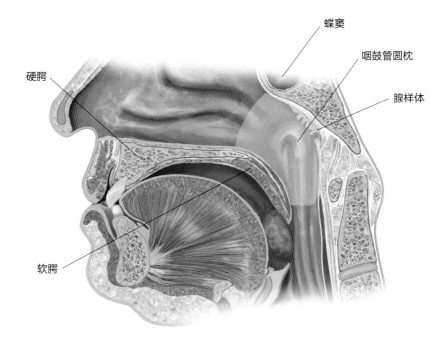

a

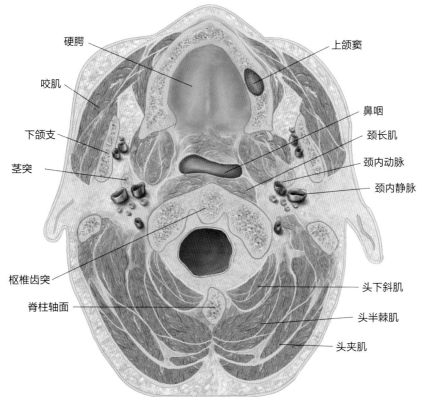

b

图 5-1　鼻咽矢状位 (a) 和水平位 (b) 视图

囊肿、神经鞘瘤或腺瘤，但对于需要扩大切除的恶性或侵袭性病变是不适合的。由于缺乏骨钻，限制了此入路达到骨性切缘和入颅的可能。

最近，随着 Medrobotics Flex 机器人（Raynham, MA, USA）等软性机器人内镜的出现，可以通过软性器械经口进入这些区域，从而进入腭后方。图 5-3 展示了使用该设备可获得的视野。另外，使用该器械，术区可以扩展至咽鼓管圆枕。

（二）联合经鼻内镜入路

TORS 联合经鼻入路能够切除鼻咽、蝶窦底和斜坡病变。其优势在于利用经鼻内镜器械可磨钻和切除骨板，这是单独使用经口机器人手术器械无法完成的。鼻内镜可以切除从中线颅底至 C1 水平的肿瘤。对于侵及 C1 水平以下的肿瘤（也可以硬腭为界）可辅以 TORS。

鼻内镜入路可充分显露前颅底和中颅底。图 5-4 为咽后部的典型视图。可通过切除钩突，扩大上颌窦口，切除部分中鼻甲和筛窦开放来扩大鼻部空间，便于操作手术器械。如果需要，可以切除下鼻甲和鼻腔外侧壁来完成上颌骨内侧壁切除术。通过切除上颌窦后壁显露翼腭窝，切除鼻中隔后部，扩大切除蝶窦前壁可以显露蝶骨平台、蝶鞍和鞍旁区。去除蝶窦底壁使其与斜坡齐平（图 5-2）。通过去除蝶窦间隔和黏膜显露颈内动脉和视神经管等重要解剖标志。已有大量文献记录鼻内镜经翼腭窝进入颞下窝的入路。切除上颌窦后壁（图 5-5），可见翼管神经及近端的斜坡旁段与岩骨段颈内动脉的交界。去除翼突，显露颞下窝内的咽鼓管、颅中窝和下颌神经。同时也能显露翼内肌和腭帆张肌，切除翼内肌和腭帆张肌能更好

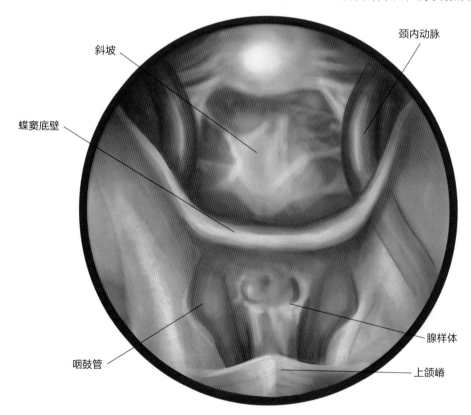

图 5-2 咽后部及颅底（颈内动脉走行）的冠状位视图

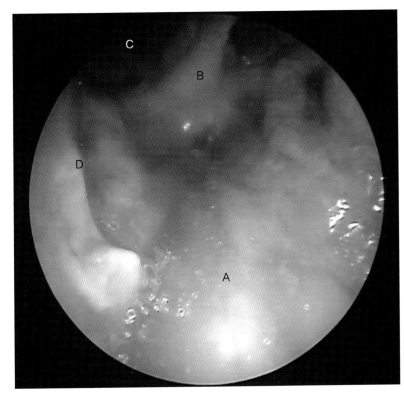

图 5-3　鼻咽的经口视图
A. 咽后壁；B. 犁骨；C. 后鼻孔；
D. 咽鼓管圆枕

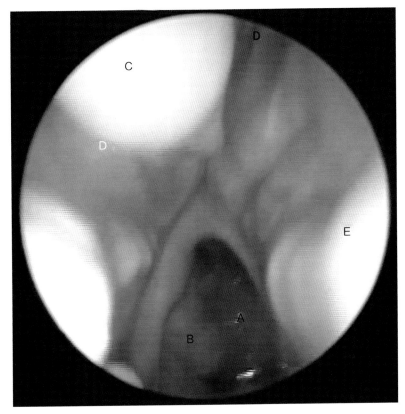

图 5-4　鼻咽的经鼻内镜视
图
A. 咽后壁；B. 咽鼓管圆枕；C.
中鼻甲；D. 蝶窦自然开口；E. 鼻
中隔

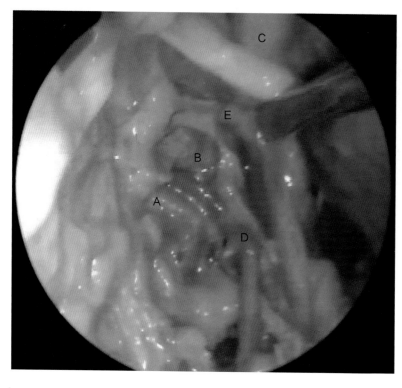

图5-5　咽后壁及鼻咽部解剖

A. 蝶腭动脉；B. 蝶腭动脉的中鼻甲及鼻中隔后部支（为鼻中隔黏膜瓣供血）；C. 中鼻甲；D. 下鼻甲动脉；E. 翼管神经

地显露上述解剖结构。移开下颌下神经，解剖颈内动脉能够显露岩管。剥离至咽鼓管骨部，继续向后解剖至颅底的颈动脉管。在操作过程中，内镜器械能够去除后床突、蝶窦水平以下的斜坡及颈内动脉垂直段之间的斜坡骨质。

鼻内镜器械操作的下界接近咽鼓管下方水平。此时，经口机器人可进一步解剖。红色橡胶导管用于腭部的牵引，所有机械臂都固定在口腔内。在腭舌弓外侧及扁桃体窝上方做切口，横向切开腭部，充分显露术区。继续向外侧解剖可见翼内肌，借此确定咽旁间隙脂肪。而颈内动脉位于咽旁间隙脂肪的后外侧，茎突及其附着的肌肉位于颈内动脉前方。继续向外侧解剖显露舌咽神经、舌下神经及颅底的颈内静脉。在下颌骨的肌肉附着处横向切断翼内肌，显露颞下窝，可见下颌神经、翼板及咽鼓管的软骨部。

（三）腭部切开入路

腭部切开可充分显露鼻咽，便于机器人手术器械和内镜直接进入口腔。选择 Dingman 开口器充分显露口腔，从腭垂根部，沿软腭中线向硬腭黏骨膜切开一半硬腭。使用 Bovie 电刀将软腭和硬腭从中线分离到一侧的咽侧壁。缝合牵引软组织并固定牵开器。完全显露鼻咽部，包括双侧咽鼓管、咽隐窝、斜坡和后鼻孔。

Tsang 等在尸体解剖研究中描述了类似外侧腭瓣的入路方式，该方法为累及咽旁间隙的鼻咽部肿瘤切除提供了更好的术野。此入路切口在上牙槽内侧，从切牙孔平面到软腭外侧，至扁桃体上极的腭舌弓（图5-6）。分离腭舌肌并向翼突内侧板钩状突内侧分离腭帆张肌肌腱。掀起硬腭黏膜，将软腭从硬腭的后缘分离至对侧。保留同侧腭大血管，为黏膜瓣供血。缝线固定牵拉皮瓣，充分观察整个鼻咽部。

对接机器人，在口腔内固定 0° 镜和机械臂。使用 30° 镜扩大对咽侧壁的观察。鼻咽部的小肿物可通过牵拉和烧灼切除（图5-7）。尸体解剖研究中报道了切除咽鼓管软骨部、邻近的咽旁脂肪和翼内肌。鼻咽切除从下方开始，切开黏膜和肌肉至椎前筋膜。侧面显露翼内肌、咽旁间隙脂肪和颈内动脉。

对于鼻咽缺损的重建，可以使用游离黏膜瓣覆盖裸露的骨质。或者使用筋膜皮瓣、筋膜瓣重建缺损并覆盖颈内动脉。机器人可利用双手操作技术原位缝合皮瓣。Hanna 等认为重建鼻咽和颅底是 TORS 的优势。通过逐层缝合关闭腭部切口。虽然可以充分显露鼻咽部和鼻咽外侧壁，但腭部切开入路会导致单侧腭部神经功能障碍，出现术后腭咽功能不全和鼻音过重。

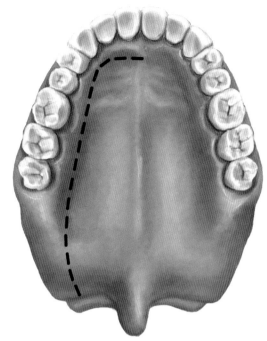

图 5-6　经腭入路切口

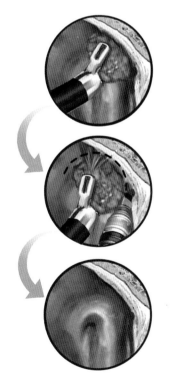

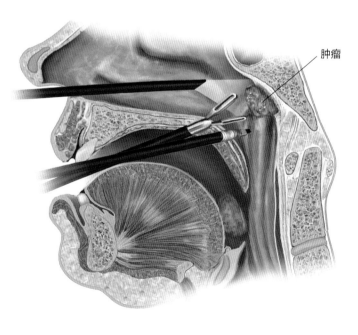

肿瘤

图 5-7　达芬奇手术机器人经口、经腭进入鼻咽部

（四）经颈入路

虽然我们未进行经颈入路的解剖，但为了完整性还是要介绍一下经颈入路。已有尸体解剖研究记录了此入路可以解剖至颅底中线及前颅底的鞍旁和鞍上区。采用经颈联合入路放置终端操作器，切除鼻咽、斜坡软组织、蝶嘴、蝶鞍及鞍上前方的骨质和软组织。在双侧下颌下腺后缘切开皮肤及颈阔肌作为经颈入路的切口。利用标准的圆头扩张器盲置终端操作器的套管。在尸体和活犬实验中已尝试应用此入路。

（李云霞　译　李连贺　房居高　校）

第*6*章　机器人声门上解剖和喉切除术

Robotic Supraglottic Anatomy and Laryngectomy Technique

Ryan Li and Jeremy D. Richmon

关键解剖标志		关键血管结构	关键神经结构
■ 咽会厌襞	■ 会厌前间隙	■ 喉上动脉	■ 喉上神经内支
■ 舌会厌正中和外侧襞	■ 声门旁间隙	■ 甲状腺上动脉	
■ 舌骨大角		■ 舌背动脉	

一、背景

1873 年由 Billroth 首次报道全喉切除术，在 20 世纪上半叶成为治疗所有类型喉癌的主要手段。然而，随着开放手术技术的日趋完善和个体化治疗中内镜技术的应用，喉癌的外科治疗也经历了巨大的发展。放射影像学技术和外科器械的发展在很大程度上促进了更有针对性的个体化方法的应用。此外，对喉结构和功能认识的深入，保留喉功能意识的不断提高，使得从开放式部分喉切除术到内镜切除等保留喉功能的技术得以应用。

与传统开放式喉癌手术相比，经口内镜喉癌手术的发展不仅能减少并发症，同时也提高了肿瘤治疗的预后。尽管，内镜手术不能完全取代开放式手术，但对于部分病例，它能提供一种微创的方法，并能达到最佳的功能保留和同等的肿瘤学治疗效果。放疗在喉功能保留方面也取得了很大的进展。对于晚期肿瘤，须通过多学科治疗团队对患者进行全面的评估达成最佳的个体化治疗方法，包括手术 + 放疗在内的多学科治疗模式有望达到与放疗和化疗相似的肿瘤学治疗效果。

双目显微镜的经口激光显微手术（transoral laser microsurgery, TLMS）已运用了三十多年。在部分喉癌患者中，该技术已证实在能够治愈肿瘤的同时保留了良好的发声和吞咽功能。然而，这种方法也具有局限性，包括陡峭的学习曲线、对于较大肿瘤需要不断重新调整喉镜、缺乏能双手操作的器械，且需要对切缘进行专门的病理评估。这些因素阻碍着这一挑战性技术的广泛应用，使得该技术局限于专门化的医学中心。

2005 年达芬奇手术机器人系统（Intuitive Surgical 公司）经口手术（TORS）概念引入，此后得到不断的发展。TORS 克服了经口内镜喉部手术的部分局限。铰接式器械具有震颤过滤、运动定标和 540° 运动等优点，可以在以前无法触及的区域进行精确的双路手术操作。此外，该机器人不但不受视线问题的限制，而且还可以提供一个良好的三维视图，可以将内镜伸至口咽部。然而，机器人在靠近喉部下方病变的处理能力受到了其尺寸的限制。达芬奇系统主要用于声门上喉切除术，这将是本章讨论的重点。值得注意的是，一种新的外科系统（Flex 机器人系统，Raynham, MA）被设计用于下咽部和喉部手术，有望达到达芬奇机器人无法触及的区域。Intuitive Surgical 公司也将在 2017 年推出新一代系统——SP 系统，该系统具有巨大的发展潜力，特别是在自然通道方面，比如在经肛门、直肠、结直肠手术和经口手术方面。美国食品药品监督管理局当时预计在 2018 年批准 SP 系统的头颈手术，与 Flex 机器人系统一样，SP 系统有潜力扩展喉部和下咽部的经口手术。

TORS 是一种新型的、有前景的治疗喉癌的方法，要掌握这项技术就必须对内镜下喉部解剖结构有彻底的了解。在本研究中，我们将讨论使用达芬奇机器人外科系统喉镜手术的适应证、优点和局限性并回顾当前的文献，探讨内镜喉解剖、TORS 技术及 TORS 治疗喉癌的研究进展。

二、适应证

从 TLMS 的入路推断，运用 TORS 的喉癌手术可应用于声门和声门上肿瘤。在明确手术方式前，通过颈部增强 CT 扫描、间接喉镜、直接喉镜等检查手段评估肿瘤的特征。早期声门肿瘤若无声门下延伸或声门后延伸不超出声带突，则最适合内镜手术。通常肿瘤累及前连合时，传统手术视野显露不佳，但机器人可扩大视野及可操作性，可能会扩大该部位的切除范围。然而，由于机器人的体积较大使其在多数患者中难以进行操作。 声门上的 T_1 和 T_2 期肿瘤适合内镜治疗，T_3 期肿瘤需要切除声门旁和（或）会厌前间隙，但不涉及环杓关节。

虽然 TROS 可以改善较大肿瘤的显露和解剖，但任何肿瘤侵出喉软骨结构的情况都是内镜下喉手术的禁忌证，因为如果肿瘤超出喉则不能通过闭合性入路得到充分的治疗。如果肿瘤累及双侧杓状软骨则不能采用内镜手术及开放式部分喉手术，因为维持喉功能至少需要保留一个环杓关节单位。

术前仔细评估选择合适的患者，并特别注意患者已有的心肺疾病，与开放式喉部分切除术一样，手术后必须能耐受一定程度的误吸，因此要求患者有足够的肺功能储备。全面的术前体格检查应包括：颈部活动范围的评估、牙列和张口情况的评估，可以在直接喉镜检查期间进一步评估经口入路的可行性，方法如下所述。

三、内镜下喉解剖

这里我们重点介绍声门上肿瘤经口切除术中遇到的血管神经标志。喉上动脉（SLA）是滋养声门上区域的主要动脉，它进入甲状舌骨膜，其分支为声门旁间隙、会厌前间隙、会厌、杓状软骨和杓会厌襞提供血供。提前识别和控制喉上动脉为手术提供良好的术野，这对声门上内镜手术有限的空间操作及术后避免致命性出血至关重要。虽然喉上动脉与舌背动脉交通吻合，但手术中通常不会遇到舌动脉。

Goyal 等详细地描述了达芬奇机器人系统进行的声门上喉切除术的尸体解剖。标准机器人设置如下，使用 Feyh-Kastenbauer（Gyrus Medical, Maple Grove,MN）或 Flex 牵开器（MedRobotics. Raynham, MA），充分显露声门上结构，在舌会厌正中襞的黏膜处做一切口，向舌会厌外侧襞的方向延伸于舌骨大角外侧松解，辨认咽中缩肌，沿其前内侧（图 6-1）找到舌骨并确认舌骨大角。牵拉咽中缩肌和舌骨上肌群（图 6-2），可见二腹肌前腹和后腹附着于舌骨腱膜上，向内牵拉舌骨可见喉上神经血管束、喉上动脉和喉上神经的内支（ibSLN）

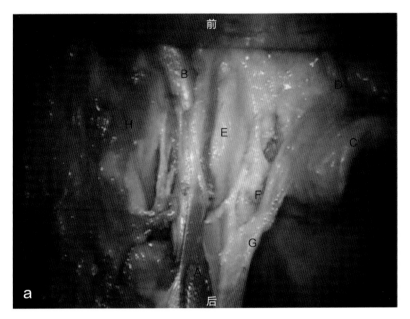

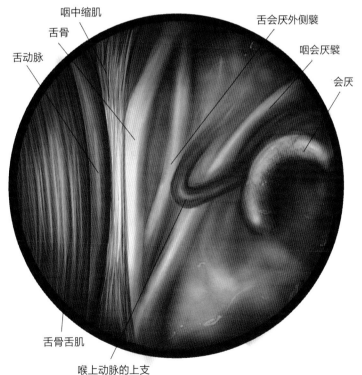

图 6-1　a. 重要声门上结构的解剖图；b. 关键结构的示意图

A. 咽中缩肌；B. 舌动脉；C. 会厌；D. 舌会厌正中襞；E. 舌骨；F. 喉上动脉上支；G. 舌会厌外侧襞；H. 舌骨舌肌（切开）

经过舌骨大角的前下方（图 6-3）进入甲状舌骨膜，在甲状软骨上角的前上方进入声门旁间隙。舌骨内侧是会厌前间隙脂肪、喉上动脉和喉上神经，喉上动脉的上支穿过会厌及会厌谷，可在会厌和舌会厌外侧襞的交界处辨别出喉上动脉上支，它可能是在声门上手术中所遇到的最浅表的分支，因为它经过会厌皱襞。此外，可见喉上动脉的后内侧分支向杓状软骨走行，

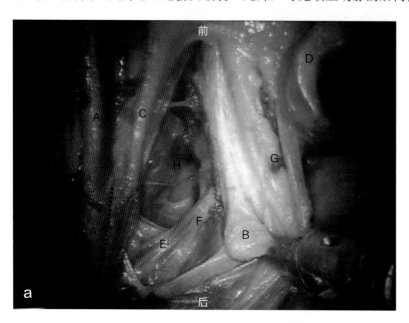

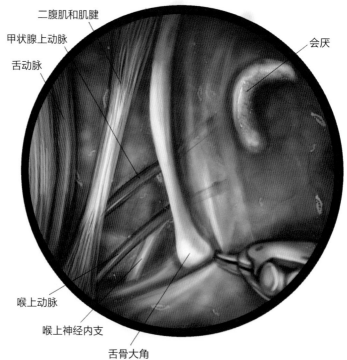

图 6-2　a. 从舌骨分离咽中缩肌和舌骨上肌后的声门上解剖；b. 关键结构的示意图

A. 舌动脉；B. 舌骨大角；C. 二腹肌和肌腱；D. 会厌；E. 喉上动脉（SLA）；F. 喉上神经内支（ibSLN）；G. 喉上动脉的上支；H. 甲状腺上动脉。虚线标出二腹肌的外侧边界，穿过舌动脉

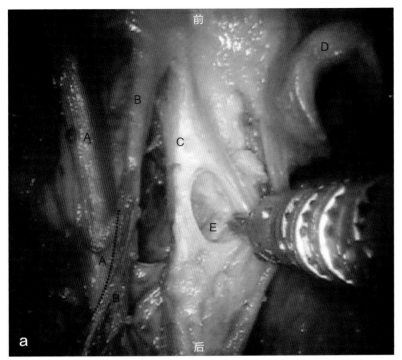

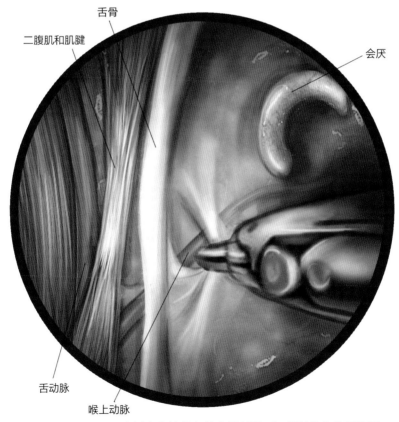

图 6-3 a. 舌骨内侧喉上神经血管束解剖图；b. 关键结构的示意图

A. 舌动脉；B. 二腹肌和肌腱；C. 舌骨；D. 会厌；E. 喉上动脉。喉上神经位于喉上动脉下方。虚线标出二腹肌的外侧边界，穿过舌动脉

喉上动脉的一个前分支在声门旁间隙内走行，向甲状软骨上缘走行。除了这些临床相关的分支，舌背动脉也供应会厌前间隙。

喉上神经是声门上喉最重要的神经分支，它分为 3 个部分：上、中、下 3 段，上段支配会厌和舌会厌襞，中段支配杓状会厌襞和声门上到喉室水平的部分，下段支配梨状窝、杓状软骨及杓状会厌襞的后部。与开放式声门上喉切除术相比，内镜声门上手术可以更进一步保护喉上神经，使更多支配声门上喉的感觉神经得以保留，从而改善喉功能。

四、设置和技术

所有选择达芬奇外科机器人系统进行声门上喉切除术患者应使用直接喉镜检查评估其术区显露情况，包括评估张口程度、颈部活动能力及是否能在内镜下清楚地看到肿瘤。可能影响 TORS 入路的不利因素包括：狭窄的下颌弓、下颌后缩、牙列突出、下颌圆托、颈部伸长受限及牙关紧闭等。机器人手术遵循的肿瘤学原则与开放式声门上部分喉切除术相同，注意术中获得阴性切缘。侵犯会厌前间隙的肿瘤需要切除整个会厌前间隙的软组织，因为肿瘤在该间隙易扩散，累及声门旁间隙的肿瘤也是同样的原则。

患者取平卧位，头部放在手术台上的脚端，以便留出空间放置机器人装置的底座。全身诱导麻醉后，保护患者的眼睛，笔者倾向于经鼻气管插管，使麻醉插管沿着咽后壁向后远离手术视野，并在口腔内提供更多的器械操控空间。插管后将手术台旋转180°，患者足朝向麻醉机，放置热塑性上卜护齿装置，用无菌单覆盖头部、颈部及躯干，完全的肌肉松弛是显露声门上的必要条件，在放置开口器时，将 2-0 牵引缝线通过舌中线置于环状乳头前，并在前面分开。放置 Feyh-Kastenbauer 开口器、柔性开口器，或其他带有一个可定位在会厌谷部位压舌板的开口器。在定位完开口器和喉镜后，手动将 30° 内镜放置于最佳的手术视野和开口器位置。在定位完成后，将开口器固定以防止手术过程中意外的移动。

患者摆好体位后，将机器人装置从床的左侧以 30° 引入，4 个机械臂中的 3 个用于达芬奇外科机器人系统，1 个 0° 或 30° 向上的内镜放置在中央的机械臂上用于显露，1 个 5mm 的马里兰钳插入到 1 个 30° 斜向范围轴的机械臂内，并将 1 个 5mm 的单极电刀或柔性激光机械手放置在另一个机械臂上。如果需要，也可提供 8mm 的双极设备。

具有代表性的术中照片显示切除了右侧杓状会厌襞的 T_1 期声门上型喉鳞状细胞癌（图 6-4 ~ 图 6-6）。在这种情况下，穿过会厌的牵引缝合线有助于更清楚地看到杓状会厌襞，整块切除肿瘤并获得阴性切缘，最大限度地保留喉内黏膜以促进愈合。

如果需要对更广泛的声门上肿瘤进行声门上近全喉切除术，最佳的显露和可操作性是手术成功的关键（图 6-7，图 6-8）。如果肿瘤侵犯会厌，可以按照 TLMS 的方法将其一分为二（图 6-7b）。如果试图整块切除声门上肿瘤，反而会出现一个比较大的组织标本，并且随着手术的进行变得难以操作。手术通过对会厌舌侧的会厌谷进入会厌前间隙（图 6-7d），直至舌骨。如前所述，可以通过切开舌会厌外侧襞后辨认甲状舌骨肌来识并保护喉上动脉。另外，喉上动脉的上支也可以在切开杓状会厌襞后得到控制，血管钳可以在血管分叉前控制血管。喉上神经通常位于喉上动脉下方的甲状舌骨内膜，在完整切除肿瘤的情况下，可在控制血管的同时保护其不受损伤，继续向尾侧剥离深入到甲状舌骨膜，沿着甲状软骨板的内侧，

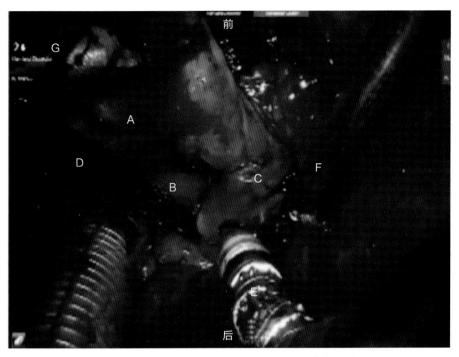

图 6-4　经手术切除的 T_1 期声门上型鳞状细胞癌
A. 会厌牵引缝合，向左侧回缩；B. 气管插管；C. 右侧杓状会厌襞肿瘤；D. 马里兰钳；E. 单极电刀；F.whistle-tip
吸引器；G. 带吸引器的电刀

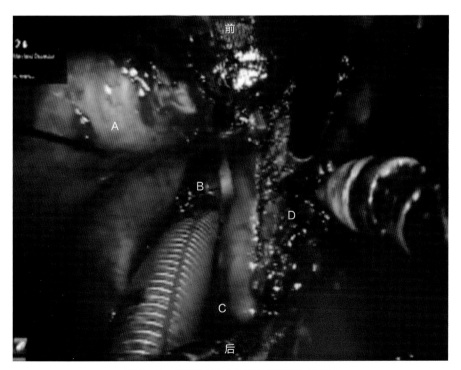

图 6-5　右侧杓状会厌襞切除的手术照片
A. 会厌再次左缩牵引缝合；B. 声门；C. 右侧杓状软骨；D. 右侧杓状会厌襞几乎完全被切除

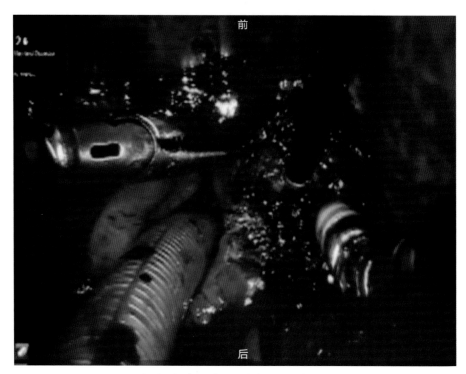

图 6-6　右侧杓状会厌襞至喉室水平完整切除的手术照片

下达声门旁间隙的外侧，直到喉室的水平。经喉室在声带上方水平切开，切除声门上结构的最后附着并分离覆盖在杓状软骨表面的黏膜。另外，如有必要，可切除同侧杓状软骨。尽量尝试整块切除肿瘤，但对于较大的肿瘤可以像 TLMS 一样进行细致的分块切除。与开放的声门上部分喉切除术不同，内镜声门上喉切除术保留了喉的骨性支架并促进伤口的愈合。

对于是否需要做暂时性气管切开，取决于手术切除的范围、手术结束时喉水肿的程度及可能导致气道阻塞的严重出血。同样，视情况决定是否需要放置鼻胃管，笔者通常在术前咨询语言病理学家进行基线评估，在术后恢复经口饮食之前进行正式的吞咽评估。

无论开放入路还是内镜入路，颈部的处理遵循同样的原则。声门上鳞癌隐匿性颈淋巴结转移的发生率很高，T_1N_0 期颈部肿瘤可单独观察处理，但高达 20% 的 T_2N_0 期颈部肿瘤有隐匿性颈淋巴结转移，应选择处理，肿瘤越过中线需考虑双侧颈部淋巴结清扫术。

最近也有少数病例报道了 TORS 全喉切除术，这项技术是在有限的颈部切口后行气管切开术和甲状腺部分 / 全部切除术。经口喉切除术和咽部封闭术均可以施行。更多的临床经验将决定这个方法的可行性和实用性。

五、经口内镜喉癌手术的优点

TLMS 和 TORS 被认为是相同的内镜技术，其目的都是在最大限度保留正常组织的情况下达到相同的阴性切缘。由于 TLMS 是一种更成熟的技术，有更多的文献表明其比开放手术有优势，其实这些结果也可以合理地推断出 TORS。经口内镜喉癌手术患者通常住院时间较短，为 2 ～ 3 天，不需要气管切开或经皮胃造瘘置管，由于与颈部没有相通，所以发生

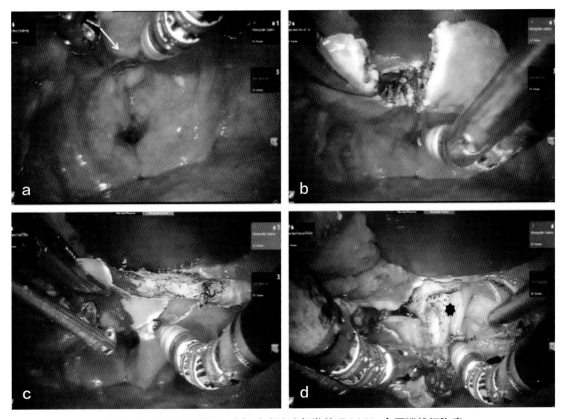

图 6-7　TORS 声门上喉切除术治疗复发的 $T_1M_0N_0$ 会厌鳞状细胞癌

a. 溃疡性肿瘤（白色箭头）累及会厌中段喉部，延伸至叶柄，显露会厌、双侧杓状会厌襞、假声带皱襞和杓状软骨复合体（患者已行气管切开术）；b. 会厌一分为二，声门上喉从右半部分开始切除；c. 在杓状复合体前切开右侧杓会厌皱襞；d. 会厌前间隙脂肪（黑色星号）全部切除，沿甲状舌骨膜向尾端继续解剖

咽瘘的风险非常低，而且疼痛度适中，易于口服药物控制。

　　吞咽功能是喉癌患者术后生活质量的重要组成部分，内镜手术的一个优点是控制吞咽的肌肉不会被分离，主要的神经血管结构也不会被切断，而这是维持喉功能的关键。特别是在吞咽过程中控制声门关闭的感觉运动反射可能会因开放、内镜或放射治疗而受到不同程度的影响，开放式声门上部分喉切除术会导致喉上神经的损伤，这可能会损害保护性声门关闭反射，因此患者必须能够忍受一定程度的误吸，虽然内镜经口入路也会短暂地损害喉部感觉，但大多数患者的喉部感觉会随着时间的推移而逐渐恢复，从而在吞咽时更好地保护气道。

　　许多适合 TORS 治疗的患者同时也是放射治疗的候选人，虽然放射线可以保护喉部的解剖结构，但放射线会对黏膜和囊状黏液腺造成生理改变，黏膜的瘢痕会损害声带的振动，腺体的萎缩会降低黏膜表面黏液的润滑作用。内镜经口入路在切除肿瘤时具有很高的精确度，保留了更多的正常喉部组织。更大的影响可能是在接受初级放疗的患者中，由于神经肌肉变性和咽缩肌纤维化可能导致长期吞咽功能障碍，如果选择手术这些则可避免。另外，如果前期选择手术治疗喉癌，可将放射治疗用于需要进行辅助治疗或复发的患者。

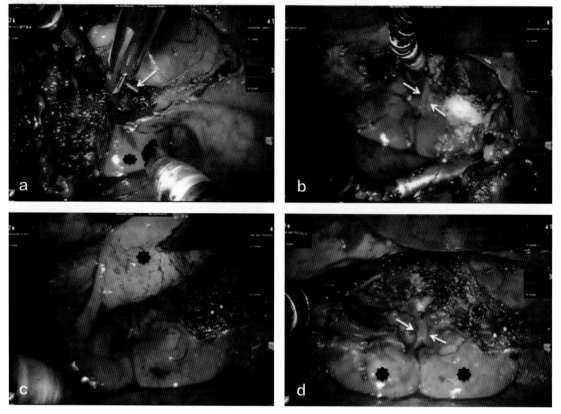

图 6-8 TORS 切除复发性声门上喉鳞状细胞癌的手术照片

a. 用血管夹（白色箭头）控制喉上动脉的分支和通过右侧杓状会厌皱襞到右侧杓状软骨被分开（黑色星号）。b. 整块切除右侧喉腔上部（黑色星号）。在离解剖区尾部可见真正的声带（白色隆起）。c. 以同样方法切除左侧声门上，左半会厌（黑色星号）用马里兰钳牵引。d. 完成声门上喉切除术后的手术野，黑色星号为杓状软骨

六、TORS 入路的肿瘤学和喉功能保留结果

相对于 TLMS，目前仅有较少的研究报道了 TORS 入路在喉癌治疗中的肿瘤学和喉功能保留结果的研究。尽管如此，这些技术在肿瘤学和功能保留结果上应该被认为是等同的，TLMS 在早期声门上肿瘤的局部控制率和 5 年生存率与开放式声门上喉切除术治疗是相似的，这些研究报告了 T_1 期和 T_2 期声门上肿瘤从 89%～100% 的良好局部控制率。在功能上，TLMS 患者比接受声门上喉切除术的患者更快恢复吞咽功能，并且随后进行气管造口术或全喉切除术以处理慢性误吸的发生率较低。与开放式声门上喉切除术和放疗相比，TLMS 患者在治疗声门上癌时的嗓音效果也很好。

在最近的一项针对 T_1～T_3 期声门上喉癌患者的小型回顾性研究中，比较了 17 名 TORS 患者和 17 名开放式部分声门上喉癌切除术患者，发现在肿瘤预后方面两种术式没有差异，包括切缘的情况和 2 年的总生存率和无病生存率。然而和开放式手术相比，TORS 手术时间明显缩短，术后 TORS 的患者有更短的住院时间，气切患者拔管时间平均比开放式手术患者早 4 天，TORS 患者没有发生术后咽瘘，而 1 名开放式手术患者发生咽瘘。对 TORS

患者吞咽功能的主观评价明显较好，平均提前 10 天恢复经口饮食。研究人员对两组患者进行了声学波形分析（基频、抖动、闪烁、谐波噪声比），两组结果相似。

七、结论

TORS 为内镜喉部手术的新方式，其优势包括高分辨率、精确的三维视图，在咽喉部狭窄的范围内灵活的操作。对于适合的患者，它能提供良好的肿瘤学和喉功能保留结果。TORS 最大的局限是达芬奇机器人体积较大，导致其无法在所有患者中使用。即将推出的单孔机器人系统将通过在狭窄的轴上引入手术臂和摄像机来进入喉内，这些技术将推动经口喉部微创手术的发展。

（艾力根·阿不都热依木　王　茹　译　李连贺　房居高　校）

第7章　机器人甲状腺切除术和甲状旁腺切除术：经腋入路

Robotic-Assisted Thyroidectomy and Parathyroidectomy: Transaxillary Approach

Hossam Eldin Mohamed, Nuha Al-Saleh, Daniah Bu Ali, and Emad Kandil

关键解剖标志	关键血管结构	关键神经结构
■ 胸锁乳突肌	■ 颈内动脉	■ 喉上神经
■ 胸骨甲状腺和胸骨甲状肌	■ 颈内静脉	■ 喉返神经
■ 肩胛舌骨肌	■ 甲状腺上、下动脉	■ 迷走神经

一、简介

人们对甲状腺疾病的认识已有 3500 多年的历史。甲状腺肿引起梗阻症状是外科治疗的主要原因。早期的甲状腺手术有着惊人的高死亡率，在 1850 年高达到 41%。Theodor Kocher 对甲状腺手术的贡献，以及后来 William Halsted、Charles Mayo 和 George Crile 对手术技术的改进，使甲状腺手术更加安全。从那以后，传统的甲状腺切除术基本上保持不变，至今保持较低的并发症发生率。

然而，手术适应证已从甲状腺肿变为占位性病变。20 世纪以来，影像学检查和细针穿刺活检导致亚临床结节更早被发现。随着逐渐对较小的腺体进行手术，外科医师开始推行不太明显的颈部切口，以保持患者的颈部形状和外观。内镜和微创手术首先在甲状旁腺手术领域发展起来。术中腺瘤定位困难和周围结构损伤长期阻碍了有针对性的、微创的甲状旁腺手术的应用。然而，最近在术前定位技术准确性和可靠性方面的重大改进，促进了外科治疗的进一步发展，使微创外科手术更具有针对性。对内镜视野下颈部解剖的认识增加，以及手术内镜设备的改进，促进了微创甲状腺和甲状旁腺手术的发展。最初的方法包括使用内镜和充气来克服这些较小切口提供的有限的视野效果。但是，由于颈阔肌下充气在颈部形成非封闭的空腔，所以效果不佳。此外，文献报道的皮下气肿、全身二氧化碳吸收和严重心动过速是令人担忧的并发症。

相反，在东南亚，普遍存在人们对瘢痕的反感，以及由此产生的对带有可见瘢痕的女性的社会污名，促使腔镜机器人技术的进步。从颈部以外的位置进行远端入路的手术方式相继有成功报道,包括前胸壁、锁骨下区和腋窝区。韩国经验所述,这些方法可以避免颈部瘢痕,也可以减少疼痛,更快地恢复功能活动。外科医师发现,通过单一的操作台就能够控制一个稳定固定的三维高清摄像系统和无震颤的、多关节的内镜手臂,从而恢复一些因为内镜手术而失去的基本功能。这在有限操作空间中尤其有利,它提供了进行双侧中央区和改良根治性颈淋巴结清扫术的通道,也包括全甲状腺切除术。

本章将为读者提供我们在西方人群所使用的改良的机器人辅助经腋入路手术的经验概述。

二、手术适应证和患者选择

尽管传统甲状腺和甲状旁腺手术具有完美的解剖学结果,但外科医师必须意识到,在评估手术的整体效果时,许多年轻的女性患者更关注切口的长度、位置、设计和愈合情况。因此,应考虑可作为这些新兴技术在甲状腺手术中安全实施的指导原则,以避免任何不必要的伤害(表 7-1,表 7-2)。然而,目前尚无理想的患者入选标准。这种方法的最佳选择是那些对颈部手术瘢痕有顾虑、有瘢痕疙瘩或增生性瘢痕形成史的瘦弱或中等体型(体重指数 $< 30 \text{ kg/m}^2$)的年轻患者。我们团队报道指出,这些选择标准得到了安全和可行的扩展。在我们使用经腋入路的经验中,60% 的患者超重或肥胖,甲状腺结节的平均大小为 2.4cm。我们和其他团队也报道了这种方法在分化型甲状腺癌、Graves 病、中央区和侧颈淋巴结清扫术中的可行性。

表 7-1 机器人辅助经腋甲状腺切除术患者选择

理想患者

-BMI $< 30 \text{ kg/m}^2$
-T_1 分化型甲状腺癌(有丰富的甲状腺叶切除术经验)
- 最大直径 $< 4cm$ 的甲状腺结节
- 甲状腺总体积 $< 40ml$

绝对禁忌证

- 可疑腺外侵犯的甲状腺癌
- 既往颈部手术或放疗
- 胸骨后或咽后间隙巨大甲状腺肿
- 甲状腺癌伴胸骨后、咽后间隙淋巴结转移
- 低分化甲状腺癌

相对禁忌证

- 甲状腺结节 $> 5cm$
- 腔镜辅助下微创甲状腺切除术(MIVAT)病史
- 患有 Graves 病的巨大甲状腺肿
- 影响患者体位的基础疾病(例如,肩袖病变和颈椎疾病)

表 7-2　机器人辅助经腋甲状旁腺切除术患者选择
理想患者
- 散发性原发性甲状旁腺功能亢进症
- 术前超声和（或）核素扫描提示的单腺体病变
- 体重指数＜ 30 kg/m²
禁忌证
- 既往颈部手术或颈部放疗史
- 术前病变定位不明显
- 疑似多腺体病变
- 甲状旁腺癌
- 巨大甲状腺肿或甲状腺炎病史

$$30 \text{ kg/m}^2$$

尽管如此，我们认为严格筛选标准对于机器人辅助甲状腺手术的安全性和有效性是至关重要的，特别是在外科医师学习曲线的开始阶段。有颈部手术史或颈部放射病史的患者，通常不用此方法。在此过程中，还应对患者进行筛查，看是否有影响患者体位的禁忌证，例如，肩袖病变、肩 / 颈活动问题、颈椎疾病或先前的颈、胸或腋窝手术。经腋入路提供了进行全甲状腺切除术、中央或侧颈淋巴结清扫术的途径，而耳后入路只能进行单侧甲状腺叶切除术。

三、特殊设备和手术间布局

机器人辅助的方法可以维持 3 个器械在手术入路内，同时也方便了内镜颈部手术。外科医师在保持牵引的同时观察术野，并且仍然用两只手臂操作。

机器人转动器械使外科医师能够减少生理颤抖，增加外科医师操作时的自由动作灵巧性。三种机器人仪器——马里兰钳、ProGrasp 钳和 Harmonic 超声刀（Ethicon）以及一个双通道摄像系统是必要的。通过腋窝切口放置摄像机，并使用 30°俯视的内镜，参考传统颈部入路的原理可以安全地应用于这种内镜技术（表 7-3）。在拓宽手术操作空间的过程中，使用电灼术、DeBakey 血管钳和各种牵引器（甲状腺拉钩、直角拉钩和轻型乳房拉钩）进行皮下皮瓣的分离和掀翻。

对于外科医师来说，在手术前确定手术室布局的最佳方式是很重要的。手术台的位置应该方便麻醉师随时观察患者呼吸道。笔者主张术中使用喉神经监测仪。患者车用无菌单覆盖，放置在手术台的对侧。在造腔的过程中，患者车最初被放在远离手术台的地方，以便留出手术助手操作和取出甲状腺的空间。

四、手术技术

（一）第一步：患者体位

合适的患者体位对于手术显露是必不可少的，颈部或肩部活动受限的患者可能不太适合此种手术入路。手臂和肩部应该处于同一高度，前臂和肘部下方衬垫琼脂垫，以防止神经

表 7-3　机器人辅助腋入路所需设备

造腔过程

- 短尖端、常规尖端和长尖端的电刀
- 血管 DeBakey 钳
- Army-Navy 拉钩
- 带光源的乳腺牵开器

手术器械

- Chung 牵开器或 Marina 牵开器（Marina Medical）
- 腹腔镜吸引器
- 止血用腹腔镜夹
- Endo Peanut 5mm 器械（Medtronic Minimally Invasive Therapies）

机器人器械

- 5mm 马里兰钳
- 8mm ProGrasp 钳
- 5mm 超声刀
- 30°内镜（用于向下旋转）

器械安排

- 手臂 1：马里兰钳
- 手臂 2：超声刀
- 手臂 3：ProGrasp 钳
- 内镜：30°向下

性麻痹或牵拉损伤。

　　患者在全身麻醉下仰卧体位，使用神经监测仪（NIM）气管插管（美敦力 Xomed），以便在术中监测喉返神经（RLN）功能。颈部轻度后仰，病变同侧的手臂（在全甲状腺切除的情况下，与较大侧甲状腺叶同侧）置于头部并在头部上方弯曲（改良的 Ikeda 的手臂体位，图 7-1）。此外，我们常规使用躯体感觉诱发电位（SSEP，Biotronic）对正中神经和尺神经进行监测，以避免神经性麻痹（图 7-2）。

　　然而，许多机器人外科医师没有使用 SSEP，通过小心摆放手臂位置，也能够避免这种严重的并发症。有些外科医师将同侧手臂放在臂板上。我们认为，这将增加腋窝至甲状腺床的解剖距离。Chung 首先提出旋转手臂近 180°置于病变同侧的头顶，然后放在臂板上并垫上。然而，西方人并不能很好地接受这种方法。通过使用这种改良的 Ikeda 手臂位置缩短了腋窝和甲状腺间隙之间的距离（图 7-3）。

　　许多机器人外科医师建议在手术切开前进行术中超声检查，以进一步帮助医师确定甲状腺或甲状旁腺病变的确定位置，并检查颈内静脉与甲状腺在前后平面上的关系。

　　在甲状旁腺手术中，在手术切开或触诊颈部之前，抽取血液检测血清中快速甲状旁腺激素（PTH）的基线水平。我们使用透明的无菌裂口贴膜（Steri-Drapage Long U 贴膜；3M），

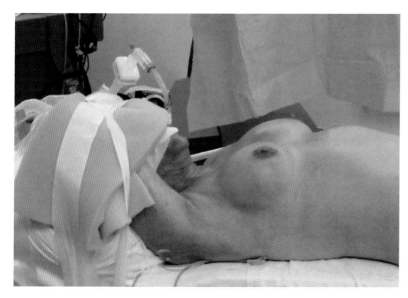

图 7-1　患者全身麻醉下取仰卧位，用 NIM 气管插管

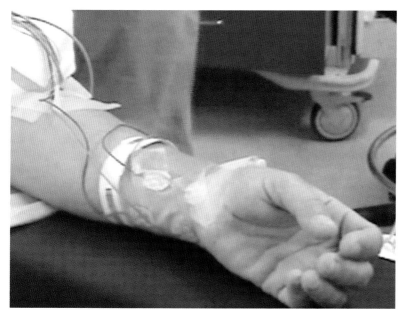

图 7-2　使用体感诱发电位（SSEP）常规监测尺神经和正中神经

以提供更好的进入手术区域的条件，并使麻醉和外科团队能够直接看到气管插管。笔者发现，使用垫肩的常规颈部过度伸展位可以更容易地到达甲状腺位置。

（二）第二步：皮肤切口

切口的位置通过从胸骨切迹至腋窝画一条横线来确定，这条横线标志着切口的下界。切口的下界向后朝向患者的背部，以确保切口的隐蔽性。然后从甲状舌骨膜到腋下画一条 60° 的斜线，这标志着切口的上界（图 7-4）。颈部、前胸和腋窝消毒铺单。用 10ml 1% 利多卡因加入 1/20 万肾上腺素局部浸润麻醉后，以斜线与腋前线交点为上界，横线与腋前线交点为下限，用手术刀做 5 ～ 6cm 长切口。切开皮肤时注意细节可减少瘢痕增生。

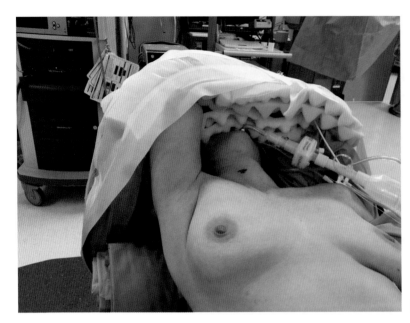

图 7-3　手臂摆位

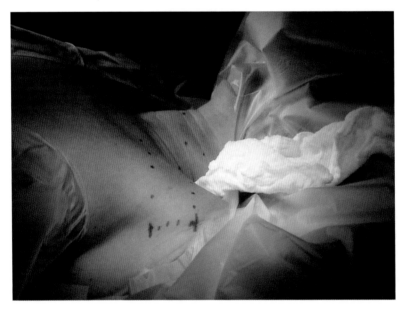

图 7-4　机器人腋下切口的
标志

（三）第三步：建立操作空间

　　之后使用单极电刀进行切开，在胸肌筋膜前至锁骨形成一个颈下层面。在进行解剖时，不但需要使用牵开器来保持合适的视野，还需要加长尖端的电刀来帮助分离。然后从内侧定位找到锁骨，进而解剖到胸锁乳突肌（SCM）（图 7-5）。外科医师需要通过腋窝打开一条通向颈部中线的宽阔通道。对于肥胖人群，这可能是一个挑战。在进行皮下分离时，外科医师可以让助手提拉皮瓣从而避免造成"纽扣孔"。使用有光源乳腺牵开器时，应在乳腺牵开器的深部和侧面进行解剖，从而将皮肤损伤的风险降至最低。一般来说，操作空间应该从锁骨头到肩胛舌骨肌的正上方，方便显露甲状腺上极。

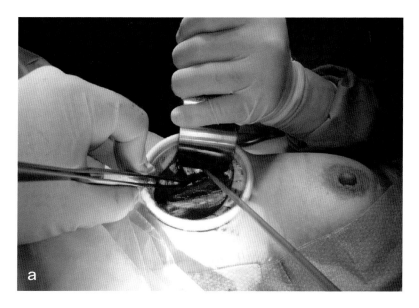

a

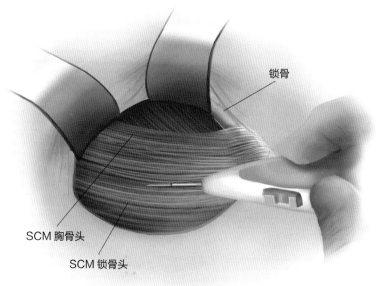

锁骨

SCM 胸骨头

SCM 锁骨头

b

图 7-5　在胸大肌筋膜浅部建立皮下隧道，并识别出胸锁乳突肌（SCM）的头端（可使用电刀或超声刀）

a. 术中照片；b. SCM 两个头的示意图

　　识别出 SCM 的胸骨头（内侧）和锁骨头（外侧）之间的三角区。一旦这些肌肉被拉钩提起，术者就会发现胸骨甲状肌下方的甲状腺。然后将胸骨甲状肌最上端与甲状腺腺体上极分离并切断，就像在开放手术中一样。使用超声刀有助于在 SCM 的胸骨和锁骨头部之间形成合适的间距。肩胛舌骨肌是定位甲状腺上极的一个很好的标志，在巨大甲状腺的病例中，可以牵开或者离断。然后，通过插入 Chung 牵引器或特殊改良的机器人甲状腺切除牵开器（Marina Medical，图 7-6），将带状肌向前提起并悬吊，形成操作空间并显露甲状旁腺的前表面。

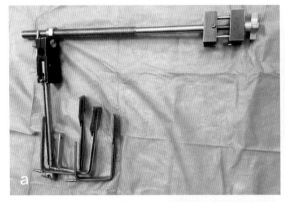

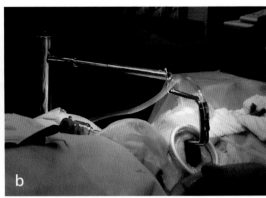

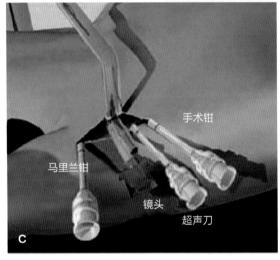

图 7-6 经腋入路牵开器

a.Chung 牵开器；b. 术中牵开器的位置；c.机械手臂和 Trocar 的位置

（四）第四步：达芬奇手术机器人的对接

达芬奇 Si 型或 Xi 型机器人（Intuitive Surgical）位于手术野的对侧与 30°向下的内镜、超声刀、ProGrasp 抓钳和马里兰钳对接。在早期的经验中，超声刀习惯放置在与外科医师的主力手臂相对应的机械臂中；然而随着经验的增加，这不再是一个问题。建议将超声刀放在"右手"位置，而不必考虑病变的侧别。然而，由于超声刀不像其他机械臂那样具有同样的活动自由度，一些外科医师将超声刀在机械臂之间转换，以改善视野效果或路径角度。目前，Intuitive Surgical 公司有一种扭转的血管闭合器，一些外科医师会在机器人甲状腺手术中使用它。但是，这种闭合器的尺寸比超声刀大得多。应特别注意器械的放置，以实现最佳的视野效果，并避免手术过程中器械的碰撞。镜头应该放在隧道内较高的位置，以便在甲状腺床上提供 30°的向下视角。

（五）第五步：甲状腺和甲状旁腺切除

1. 甲状腺切除　使用 ProGrasp 钳将甲状腺向内侧牵拉（图 7-7）。整个过程都是用超声刀完成的。利用超声刀切断甲状腺中静脉。用 ProGrasp 钳将甲状腺上极向下内侧牵拉，用超声刀分别结扎甲状腺上血管。所有血管均在甲状腺近端识别并结扎，以避免损伤喉上神经

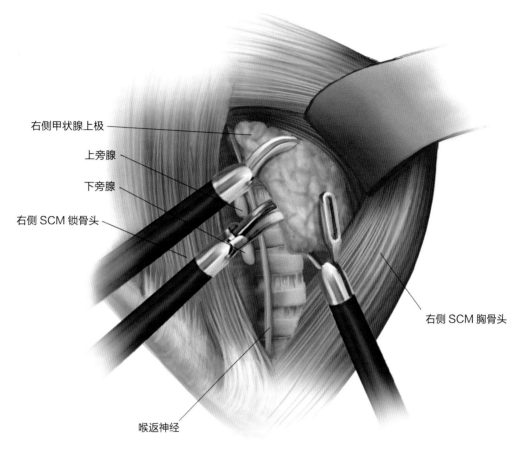

右侧甲状腺上极

上旁腺

下旁腺

右侧 SCM 锁骨头

喉返神经

右侧 SCM 胸骨头

图 7-7　用 ProGrasp 钳将甲状腺向内侧牵拉

外支。通过反复抓握，仔细将甲状腺从环咽肌和环甲肌上分离出来，从而逐渐剥离甲状腺组织。继续解剖上极，直到上甲状旁腺显露松解。然后，在气管食管沟内分离好喉返神经的情况下，确定甲状腺下极，以最大限度地减少对这两种结构的损伤风险。手术台助手可以在气管食管沟内提供牵开力，以便于在喉返神经向上走行时容易辨认。常规的喉返神经识别和刺激是在手术助手的帮助下，通过腋窝切口将手持式喉返神经刺激器（Nerveana）置入术野，以确保术中神经功能（图 7-8）。

一旦下极显露出来，就可以用超声刀凝闭和切断靠近甲状腺被膜的甲状腺下动脉的小分支。使用超声刀时，一定要意识到刀头的尖端在使用过程中变得非常热（80 ～ 100℃）。因此，我们建议解剖喉返神经时一定要特别谨慎，并在每次使用前等待 3 ～ 5s，与喉返神经保持 5mm 的距离，以避免神经损伤。

一旦腺体被侧面松解并切开，就可以用超声刀切断峡部。然后将切除的甲状腺腺叶从腋窝切口中取出。对于恶性病变，可使用 EndoCatch 袋（美敦力）取出组织，以最大限度地减少肿瘤种植播散。

在全甲状腺切除的情况下，镜头向前越过中线，显露对侧甲状腺腺叶，从中间向侧面分离。喉返神经位于气管食管沟。分离上、下极血管，在甲状腺悬韧带（Berry 韧带）处

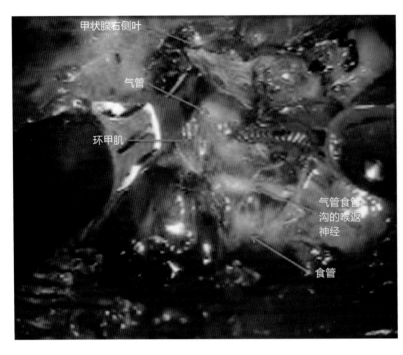

图中标注：甲状腺右侧叶、气管、环甲肌、气管食管沟的喉返神经、食管

图7-8　气管食管沟、喉返神经的鉴别

于被膜下层面将甲状腺与气管分开，以保护对侧喉返神经，神经刺激也是关键步骤。然后，通过同一腋窝切口切除对侧腺叶。然后用Valsalva方法检查解剖床的止血情况。然后移走机器人，对合、关闭腋下的皮下组织，皮下缝合皮肤组织。在腋窝切口后方戳孔放置引流管。

2. 甲状旁腺切除　甲状腺向内侧牵拉，仔细解剖可定位病变的甲状旁腺（图7-9）。上甲状旁腺位于甲状腺的上极后外侧的深位，而下甲状旁腺常在离断甲状腺中、下静脉后才能看到。紧贴甲状腺结扎的甲状腺下静脉和甲状腺中静脉可以最大限度地降低下甲状旁腺损伤的风险。然后通过解剖气管食管沟中的喉返神经来识别甲状腺下极，以最大限度地减少对这两种结构的损伤风险。一旦确定了下极，就用超声刀凝闭和切断靠近腺瘤包膜的甲状腺下动脉的小分支。然后分离、切除甲状旁腺病变，并通过腋窝切口取出。摘除腺体后，抽取血清样本进行甲状旁腺素（PTH）快速分析。PTH血浓度下降50%或以上，且在正常范围内预示着甲状旁腺单腺瘤手术成功。对伤口进行冲洗并检查止血情况。Jackson-Pratt引流管穿过腋窝，缝合在皮肤上。对皮下组织和皮肤进行细致的缝合。

在收到化验结果之前，患者要保持麻醉状态，并维持手术野。甲状旁腺激素水平无变化或甲状旁腺激素异常降低的患者可能有继发性腺瘤或增生性疾病。

五、术后管理

机器人辅助经腋甲状腺切除术和甲状旁腺切除术通常作为门诊手术进行。只有出现明显不适的情况下，患者才会接受使用带麻醉功效的消炎镇痛药治疗。术后管理类似于开放入路的术后管理。引流管在患者术后探视时拔除，通常在手术后2～3天。因为操作空间很大，与开放入路相比，术后血肿对气道的压迫风险较低。因此，一些外科医师并不担心让患者在手术当天出院，并使用先进的加压冷却护理，这将有助于缓解疼痛和肿胀。许多患者在术后

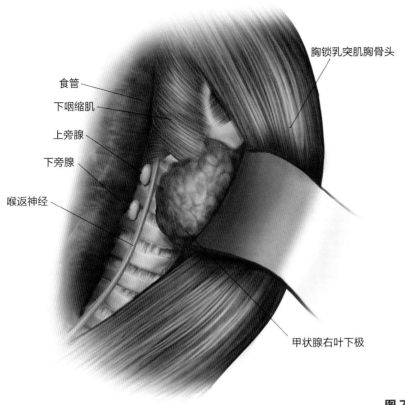

食管
下咽缩肌
上旁腺
下旁腺
喉返神经

胸锁乳突肌胸骨头

甲状腺右叶下极

图 7-9　甲状旁腺的识别和保存

恢复过程中不需要任何镇痛药。

　　如有低钙血症的体征或症状，甲状旁腺切除术患者可补充骨化三醇 0.25μg，每日 2 次；元素钙 1g，每日 2 次。术中证实血清甲状旁腺素正常后，术后不需要进行实验室检测。患者的第一次门诊随访是在术后 3 ～ 4 天，进行病理复查、伤口检查和对伤口护理的进一步指导。补充维生素 D 和钙的时间和程度取决于术前骨密度的测定和内分泌科医师的治疗建议。

（沈茜茜　译　何时知　房居高　校）

第8章 机器人面部除皱切口甲状腺切除术

Surgical Anatomy of Robotic Facelift Thyroidectomy

Katrina Chaung, William S. Duke, and David J. Terris

关键解剖标志	关键血管结构	关键神经结构
■ 胸锁乳突肌	■ 颈内动脉	■ 喉上神经
■ 胸骨甲状肌	■ 颈内静脉	■ 喉返神经
■ 胸骨舌骨肌和肩胛舌骨肌	■ 颈外静脉	■ 迷走神经
	■ 甲状腺上、下动脉	■ 耳大神经
	■ 甲状腺中静脉	

一、简介

近年来，机器人技术的进步和患者需求的增加推动了传统甲状腺切除术替代方法的发展。这些方法沿着两条不同的途径发展：颈前微创入路和远端入路。远端入路甲状腺切除术通过将切口隐藏在远处隐蔽位置，使颈部无可见切口。远端入路方法对那些希望颈部无甲状腺手术瘢痕的患者很有吸引力。

二、背景

第一个远端入路技术是在十多年前报道的，包括胸部和乳晕切口进入和灌注 CO_2 以保持手术空间。最近，在机器人技术的辅助下，Chung 等开发了一种无充气腋窝入路，可通过单个腋窝切口实现。远端入路机器人经腋入路甲状腺切除术（robotic axillary thyroidectomy，RAT）在美国应用后发生了许多在以前甲状腺手术中没有遇到的严重并发症，包括臂丛神经损伤、食管穿孔和大血管损伤引起的大量失血。据报道，据报道，RAT 手术中转颈前开放手术率几乎达到 2%。此外，远端入路 RAT 术后需要留置引流管和住院观察，这与颈前微创入路手术相比，是一种退步。

远端入路机器人面部除皱切口甲状腺切除术（robotic facelift thyroidectomy，RFT）是为了克服 RAT 的一些缺陷而改进的。RFT 整合了改良耳后除皱切口、固定牵开器和手术机器人的使用。该技术虽然不是"微创的"，但与 RAT 相比，将解剖范围减少了约 38%，缩短了恢复时间，减少了术后不适，并实现无引流的门诊手术。RFT 的一个缺点是耳大神经（great auricular nerve，GAN）分布区域短暂性感觉减退。

RFT 采用了一种比腋窝入路更熟悉的甲状腺解剖路径,尽管这种方法仍然是非传统的。当从头部向腹部方向解剖进入甲状腺区域时,相对于传统的腹侧视角,视线轴平行于颈部许多解剖结构,便于术中识别。在解剖过程中,先找到的是位置恒定的喉返神经(recurrent laryngeal nerve,RLN),这已被证明有利于避免神经和甲状旁腺损伤。

最近我们总结 RFT 的应用经验,评估 50 名患者共 57 例手术,认为 RFT 是安全可行的。没有出现术中中转颈前入路的患者。除了第 1 名患者外,所有患者都在手术当天出院,没有留置引流管。初始腺叶切除术的平均时间为 157min;然而,随着临床经验的增加,目前大多数手术时间不足 2h。并发症包括:血肿、暂时性副神经功能减退(1 例)和暂时性声带麻痹(3 例)。没有出现永久性低钙血症或 RLN 损伤的病例。这一结果优于报道的 RAT 手术结果。

三、适应证

RFT 是优先考虑美容效果患者的一种可行选择。我们需要讨论这种手术纯粹的美容效果,但应将有中转成颈前入路开放手术这一小概率风险告知患者,此外,还应仔细考虑患者和疾病特征,以确保 RFT 的适当性(表 8-1)。

(一)RFT 患者的选择标准

1. 有主观意愿颈部无手术瘢痕的患者,愿意接受更长的手术时间、更大的解剖范围和短暂的耳部感觉减退。

2. 体重指数低于 40。

3. 美国麻醉医师协会麻醉分级 1 级或 2 级,无基础疾病。

4. 无颈部手术史。

5. 具备了解替代手术方案的能力,接受中转为颈前入路开放手术的可能,以及有知情同意的能力。

(二)与疾病特征相关的选择标准

1. 良性疾病,计划行单侧手术(对于双侧病变患者,可作为分期双侧 RFT 的候选对象)。

表 8-1 RFT 的选择标准

患者因素	疾病因素
有强烈的颈部无瘢痕手术需求	适合单侧手术的疾病
美国麻醉医师学会麻醉分级 1 级或 2 级	最大结节 ≤ 4cm
无颈部手术史	无甲状腺炎
无病理性肥胖	无胸骨后甲状腺肿
	无甲状腺外侵犯
	无病理性淋巴结肿大

2. 结节最大直径小于 4cm。

3. 临床上无明显的甲状腺炎。

4. 无病理性淋巴结肿大、甲状腺外侵犯或胸骨后甲状腺肿。

四、神经监测和麻醉注意事项

在 Glidescope 视频喉镜（Verathon，Seattle，WA）直视下，将喉肌电图气管内插管（NIM.Medtronic，Jacksonville，FL）插入适当的位置，以监测喉神经。在诱导时可使用短效肌松剂，在手术操作过程中肌力恢复。异丙酚是维持麻醉的首选。手术台与麻醉小组成 180°，需要为麻醉回路延长导管。手术结束时，首选深度拔管，以最大限度地减少可能导致出血和血肿形成的咳嗽和呕吐。

五、手术步骤和解剖标志

（一）标记

患者术前直立坐位时做切口标记，改良的面部除皱切口位于被耳朵遮盖的位置，从耳后沟附近开始，延伸到枕骨发际线，切口继续向下，位于枕骨发际线内约 1cm 处，以确保它在术后能被头发遮住（图 8-1）。不使用耳前切口。也可以为不太可能需要的中转颈前入路开放手术在颈前切口处做好标记。

（二）体位

患者手术侧远离手术中心躺于手术台上，头部枕圆形头圈，并向计划行腺叶切除术的对侧转头 30°。头部的对侧用柔软的毛巾卷轻轻支撑，以防止颈部过度旋转。使用头套，剃掉计划切口周围约 1cm 的枕部毛发。为了达到最佳的人体工程学效果，在最初的手术过程中，

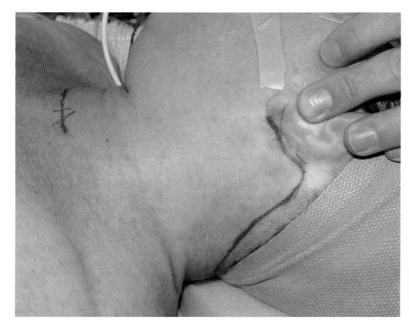

图 8-1　远端入路 RFT 切口
Lippincott Williams and Wilkins /
Wolters Kluwer Health 授权改编

患者被摆成头高足低位（反 Trehdclcn berg 位），并向主刀医师对侧倾斜（图 8-2）。

（三）开放切口

建立一个皮下通道到达甲状腺有助于机器人切除腺体。沿着先前设计的改良面部除皱切口切开皮肤，并于颈阔肌深面分离掀起肌皮瓣。识别并轮廓化胸锁乳突肌（SCM）。解剖平面仍然在耳大神经和颈外静脉（external jugular vein，EJV）的浅面，以防止损伤这些结构（图 8-3）。颈外静脉通常向后方牵拉或者保留在胸锁乳突肌上，也可以切断以扩大术腔。基于一系列尸体解剖，发现从切口顶端到耳大神经前缘和后缘的平均距离分别为（3.8±1.2）cm 和（7.7±0.8）cm。颈外静脉通常在耳大神经前内侧 2～3cm 处。

用 Terris 甲状腺牵开器（Integra，Plainsboro，NJ）和肾静脉牵开器逐层拉开有助于继

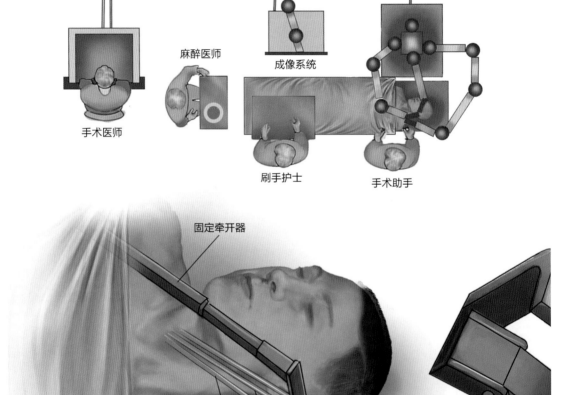

图 8-2　RFT 的手术室设置图和患者体位图，其中固定的 Chung 牵开器和机器人臂就位。Elsevier 授权转载

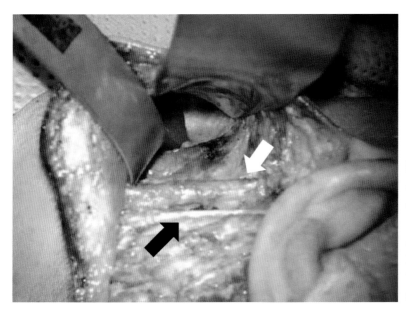

图 8-3　远端入路 RFT 建腔，显示耳大神经（GAN，黑色箭头）和颈外静脉（EJV，白色箭头）。向前侧牵拉带状肌

Lippincott Williams and Wilkins/Wolters Kluwer Health 授权改编

第 8 章　机器人面部除皱切口甲状腺切除术

续解剖。分离 SCM 前缘向下至锁骨水平，用可延展的牵开器将 SCM 向外侧牵拉。

　　SCM 前表面、胸骨舌骨肌后界和肩胛舌骨肌上缘围成一个明确的肌三角。肩胛舌骨肌与切口顶点平均距离为（11.1±1.7）cm，位于 GAN 前下（7.1±2.0）cm 处，它也可以在穿过甲状软骨切迹的轴线下方（1.3±0.5）cm 处被找到，该切迹很容易触及。

　　将肩胛舌骨肌向前侧牵拉，将胸骨舌骨肌和胸骨甲状肌向前和向内牵拉。至此，甲状腺就显露出来，甲状腺的上极就可以触及了（图 8-4）。然后尽可能多地牵拉甲状腺叶，以便于机器人解剖分离上极血管蒂。

　　将改良的 Chung 牵开器（Marina Medical，Tampa，FL）置入带状肌（包括肩胛舌骨肌）下方，向前下方牵拉，以维持手术通道。该牵开器系统的锚臂固定在手术台的手术对侧。再用可调节 Greenberg 牵开器（Codman & Shurtleff，Inc.，Raynham，MA）上的 Singer 拉钩（Medtronic，Jacksonville，FL）向后牵拉 SCM（图 8-5）。该牵开器固定在手术侧的手术台上。

（四）机器人就位

　　一旦固定牵开器充分固定住手术腔道，达芬奇手术机器人系统（Intuitive Surgical Inc.，Sunnyvale，CA）就位。机器人基座置于患者手术对侧，与手术台约成 30°，其长轴平行于牵开器系统。通过移动手术台的位置比移动机器人更容易进行更精细的调整。在这个过程中需使用 3 个机械臂，首先放置连接 30° 向下内镜的中央摄像机臂，摄像机臂平行于改良的 Chung 牵开器的长轴，臂几乎完全伸展，以尽量减少关节对其他臂的阻碍。一个马里兰钳置于非主要仪器臂，一个 Harmonic 弯头超声刀（Ethicon Endosurgery Inc.，Cincinnati，OH）置于主要仪器臂。这两个臂分别置于中央摄像机臂的两侧以避免相互碰撞影响（图 8-6）。

（五）机器人手术

　　一名手术助手坐在患者的旁边，使用 Terris 无创伤吸引器（Medtronic，Jackson-ville，

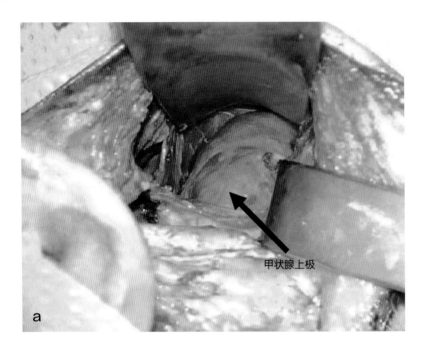

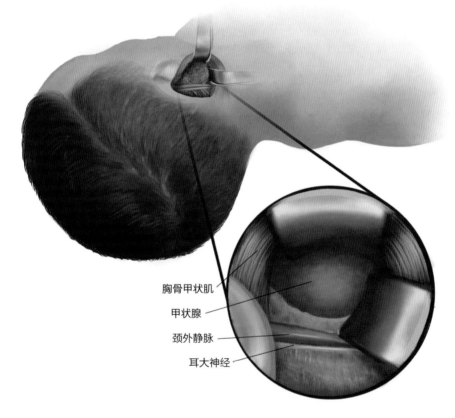

图 8-4 a. 右侧 RFT 的手术腔道, 牵拉带状肌显露甲状腺的上部, John Wiley and Sons 授权改编; b. 解剖示意图

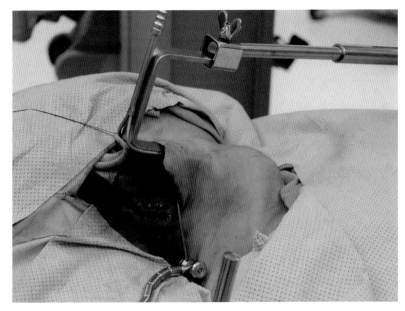

图 8-5　在 RFT 中维持手术通道的牵开器位置

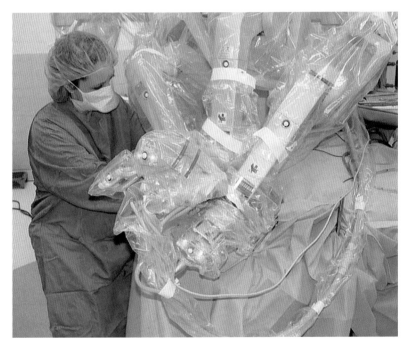

图 8-6　远端入路 RFT 机器人手臂和摄像机的放置 John Wiley and Sons 授权改编

FL）来协助手术。控制台外科医师以使用 Harmonic 超声刀分离和断开上血管蒂开始机器人手术（图 8-7）。当血管蒂被断开后，就可以向前侧、向下牵拉甲状腺上极，使其与咽下缩肌分离，显露咽下缩肌下界。此时，通常可见 SLN 外支穿过咽下缩肌，注意将其保护。通常可见上甲状旁腺与甲状腺的后表面紧密相连，将其分离保护（图 8-8）。

　　RLN 在咽下缩肌下方接近它入喉处的位置被分离出来（图 8-9）。根据尸体解剖，RLN 的前支走行距咽下缩肌环状软骨起点的下缘平均（1.2±0.2）cm 的外侧。将 RLN 向下方解剖一小段距离，显露甲状腺悬韧带（Berry 韧带）。在直视 RLN 情况下，用 Harmonic 超声

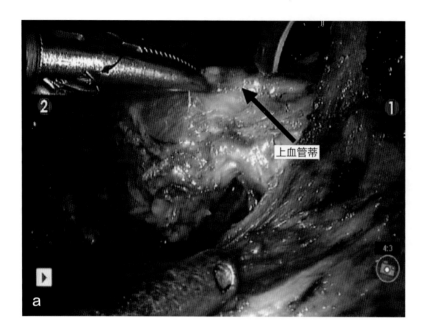

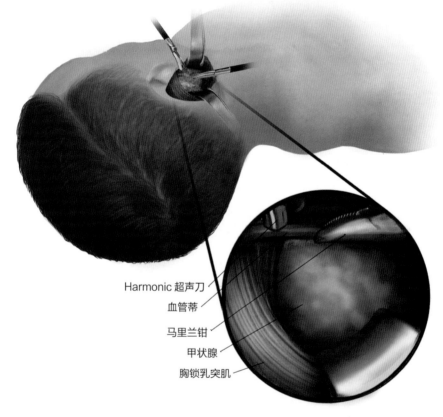

Harmonic 超声刀
血管蒂
马里兰钳
甲状腺
胸锁乳突肌

b

图 8-7 a.RFT 中左侧上血管蒂的视图,1 和 2 表示机器人仪器臂,John Wiley and Sons 授权改编;b. 右侧对应解剖示意图

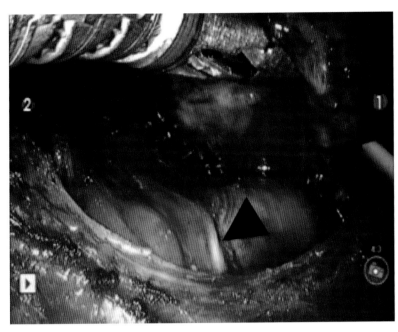

图 8-8 RFT 的一个优点是比传统手术更容易观察到 SLN（黑色箭头），因为它是矢向（侧方）入路。1 和 2 指示机器人仪器臂。Lippincott Williams and Wilkins/ Wolters Kluwer Health 授权改编

刀切开悬韧带，接着在中线切开甲状腺峡部。

此时，甲状腺的外侧缘从周围组织中被钝性游离出来。识别并用超声刀切断甲状腺中静脉。接下来，牵拉出甲状腺的下极并用超声刀切断甲状腺下血管。小心识别和保护下甲状旁腺。用超声刀分开甲状腺和气管前之间的其余附着组织，将甲状腺叶从术区取出。

（六）手术结束

仔细检查手术区域，严格止血，无菌生理盐水冲洗术腔，甲状腺床上盖一张 Surgical 手术膜（Ethicon Inc.，Somerville，NJ）。然后，机器人脱离坞站，移除固定的牵开器。4-0 薇乔线（Ethicon Inc.）间断缝合皮下组织。表层皮肤用皮肤粘合剂（Chemence Medical Products，Alpharetta，GA）粘合。0.635cm（1/4 英寸）的胶条（Steri-Strip，3M Corporation，Maplewood，MN）水平覆盖在切口上（图 8-10）。不放置引流管（表 8-2）。

六、术后注意事项

RFT 术后不放置引流管，如果没有立即发生的术后并发症或其他禁忌证，患者在手术当天出院。告知患者 2 周内不要进行剧烈活动和抬举重物。患者术后服用麻醉镇痛药、抗焦虑药及大便软化剂。接受全甲状腺切除术的患者还将额外服用左旋甲状腺素（AbbVie，Chicago，IL）和 3 周逐渐减量的钙剂（Os-Cal D，GlaxoSmithKline，Middlesex，UK）。术后第 1 天即可恢复正常饮食。由于伤口用组织粘合剂密封，患者出院后即可淋浴，不需要特殊的伤口护理。术后约 3 周，患者可以轻轻移除皮肤胶和胶条。

由于该术式比颈前入路手术解剖范围更大，应告知患者注意可能出现轻度颈部水肿。血肿的形成很少发生，如果发生尽量保守处理。如前所述，术后 GAN 分布区域可能会出现持续数个月的暂时性感觉减退。

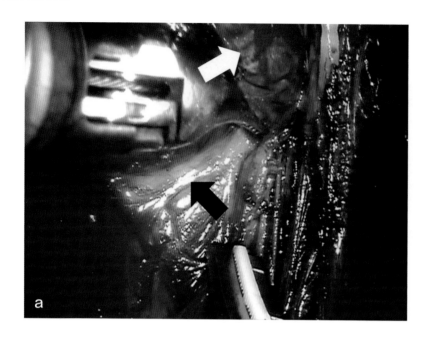

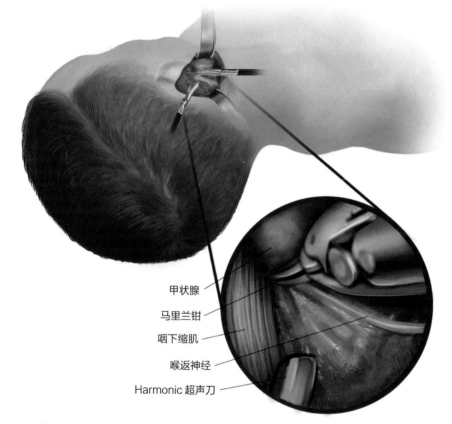

甲状腺
马里兰钳
咽下缩肌
喉返神经
Harmonic 超声刀

b

图 8-9   a. 描绘了左侧解剖：向前侧牵拉甲状腺（白色箭头），RLN（黑色箭头）在低于咽下缩肌位置
被发现；b. 右侧对应解剖示意图

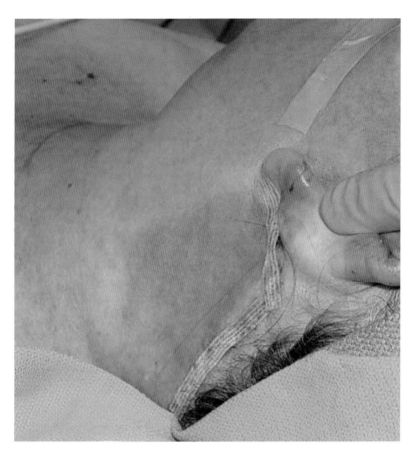

图 8-10　远端入路 RFT 切口的术后外观（Lippincott Williams and Wilkins/Wolters Kluwer Health 授权改编）

七、结论

对于适合的患者，远端入路 RFT 可提供其他甲状腺术式无法提供的美容益处。一位有经验的外科医师，如果对相关的解剖结构有深刻的理解，并且对 RFT 有足够的经验，他就能安全有效地进行 RFT。该术式能为门诊患者高效地进行手术，并具有出色的美容效果。

表 8-2　操作步骤和重要标志
开放切口
做一个改良的面部除皱切口
颈阔肌深面掀翻皮瓣
轮廓化胸锁乳突肌，识别颈外静脉和耳大神经
确定由肩胛舌骨肌、胸骨舌骨肌和胸骨甲状肌形成的肌三角（译者按：此处翻译与原书内容不太一致，译文更合理）
向前侧牵拉肩胛舌骨肌，向前、向内牵拉胸骨舌骨肌和胸骨甲状腺肌显露甲状腺
固定改良的 Chung 牵开器、Singer hook 牵开器以维持手术通道

（续　表）

机器人就位
机器人基座与手术台成约 30°
一个 30° 向下的内镜置于中心臂，一个马里兰钳置于非主要仪器臂，一个 Harmonic 弯头超声刀置于主要仪器臂

机器人手术
断开上血管蒂，牵拉甲状腺上极，保护 SLN 外支
识别和保护上甲状旁腺
在咽下缩肌下方接近它入喉处的位置解剖 RLN，并向下游离以显露甲状腺悬韧带（Berry 韧带）
在可视下将甲状腺悬韧带与 RLN 分开
切开甲状腺峡部
解剖并切断甲状腺中静脉
识别和保护下甲状旁腺
分开甲状腺和气管前附着的剩余组织

手术结束
机器人脱离手术台，移除固定牵开器
关闭皮下组织和表皮层
未放置引流管

（饶远生　译　何时知　房居高　校）

第9章　机器人辅助颈清扫术

Robotic-Assisted Neck Dissection

Hyung Kwon Byeon and Yoon Woo Koh

关键解剖标志	关键血管结构	关键神经结构
■ 胸锁乳突肌	■ 颈外静脉	■ 耳大神经
■ 下颌角	■ 颈内静脉	■ 副神经
■ 锁骨	■ 面动脉	■ 舌下神经

一、背景

　　自从机器人系统被引入外科领域以来，经口机器人手术（transoral robotic surgery，TORS）作为头颈部恶性肿瘤根治性切除的一种很有前途的技术手段被世界各地的外科医师所青睐。在此基础上，机器人手术的应用已扩展到包括颈清扫术在内的各种头颈部微创手术。机器人辅助颈清扫术（robot-assisted neck dissection，RAND）是由 Kang 等首先报道的：他们介绍了对甲状腺乳头状癌颈侧区淋巴结转移进行的 ⅡA、Ⅲ、Ⅳ 和 ⅤB 区的机器人辅助择区性颈清扫（selective neck dissection，SND）技术。然而由于视野和器械的限制，此术式难以完成上颈部 Ⅰ 区、后颈部 ⅡB 区和 ⅤA 区清扫。鉴于在头颈部恶性肿瘤治疗中经常需要施行广泛的颈清扫，笔者开发了一种可以用于进行上颈部和后颈部清扫的新型耳后入路。自 2010 年起，笔者持续开展针对 cN_0 和 cN_+ 患者的 RAND 手术。在这一章中，笔者将详细介绍通过耳后入路的 RAND 这一新术式，并着重介绍相关的手术解剖学。

二、适应证

　　1. RAND 的适应证

　　（1）经活检证实，需进行择区性颈清扫术（cN_0）或治疗性颈清扫术（cN_+）的头颈部恶性肿瘤。

　　（2）未经治疗的头颈部恶性肿瘤。对于初学者来说，RAND 应主要用于 cN_0 的择区性颈清扫术，但根据笔者的手术经验，这种手术也可以用于不伴有淋巴结外侵犯的颈部淋巴结转移（cN_+）病例的治疗性颈部清扫术中。

　　2. PAHD 的禁忌证

　　（1）患者拒绝此种手术方式。

（2）因拒绝手术而接受放化疗作为主要治疗的患者。

（3）挽救性颈清扫术。

（4）伴有远处转移而无法手术的患者。

（5）伴有明显淋巴结外侵犯无法手术切除的颈部淋巴结转移。

（6）晚于 N_2 期的颈部淋巴结。

（7）原发灶需要经颈部皮肤切口手术的患者。

（8）需要游离皮瓣重建者。

（9）既往存在任何颈部手术史的患者。

笔者最近开展了经耳后入路的 RAND 和游离皮瓣周期重建手术，因此上述需游离瓣重建者可作为相对禁忌证。患者颈部的长度和周长是 RAND 良好显露的重要决定因素。颈部细长的患者可有良好的视野显露，虽然 RAND 在条件欠佳的患者中也有成功开展，因此患者的体型条件不应作为 RAND 手术的绝对禁忌证。

三、手术解剖

本节将根据两种不同类型的颈清扫术来讨论和说明相关的外科解剖。

（一）择区性颈清扫术（Ⅰ～Ⅲ区）

1. 手术切口设计　根据手术的类型和范围，可采用耳后（retroauricular，RA）切口或改良式面部除皱（modified facelift，MFL）切口。RA 切口位于耳后沟处，自耳后沟中点处向后弧形延伸，之后转折并在发际线内 0.5cm 向下延伸（图 9-1a）。MFL 切口走行与 RA 切口相似，但有一条额外的耳前切口，此切口自耳垂下方向前沿耳前纹至耳屏后方（图 9-1b）。

2. 分离皮瓣　直视下用单极电刀于胸锁乳突肌（sternocleidomastoid，SCM）表面掀起颈阔肌肌皮瓣。可在 SCM 表面识别耳大神经和颈外静脉（图 9-2）。掀翻皮瓣的前界至颈前中线，上界至下颌骨下缘，下界至肩胛舌骨肌水平。沿下颌骨下缘掀起皮瓣时应谨慎，避免损伤附近的面神经下颌缘支。确定下颌下腺轮廓后，可以探及带状肌的外侧界，且下方观察到肩胛舌骨肌的上腹。需要 2 名手术助手使用 Army-Navy 牵开器或直角乳腺拉钩牵起皮瓣。在获得

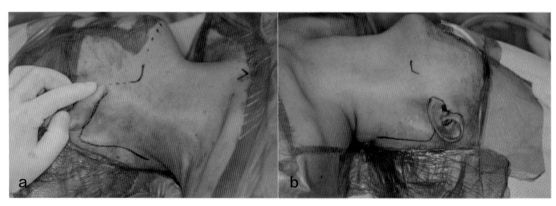

图 9-1　患者体位及手术切口设计

a.RA 切口；b.MFL 切口

足够的操作空间后，可使用自固定拉钩（图 9-2）。

　　3. 直视下上颈部清扫术：机器人手术前置步骤　在置入机器人机械臂前，使用传统技术在直视下清扫可触及的纤维脂肪组织。首先，以远心端面动脉、面静脉为参照标志，在下

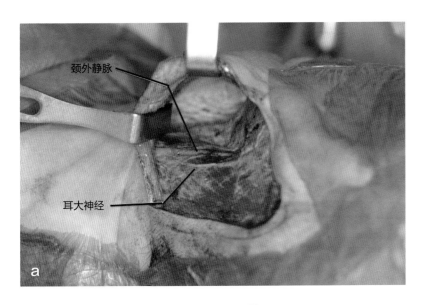

颈外静脉

耳大神经

a

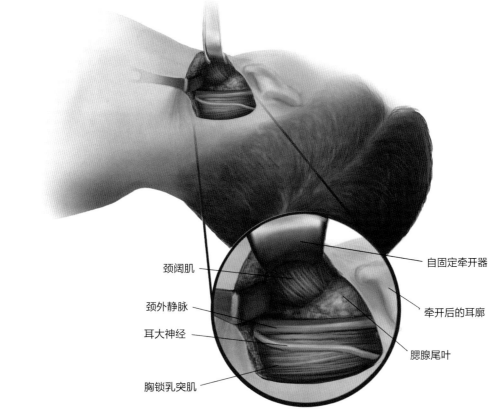

颈阔肌

颈外静脉

耳大神经

胸锁乳突肌

自固定牵开器

牵开后的耳廓

腮腺尾叶

b

图 9-2　a. 左侧颈清扫术中掀翻皮瓣获得手术操作空间，图示中耳大神经（GAN）、颈外静脉（EJV）应在 SCM 表面予以保留；b. 示意图

颌骨下缘确定面神经下颌缘支（图9-3）。保护面神经下颌缘支，并仔细清扫其周围包括面血管周围淋巴结的纤维脂肪组织。使用电凝分离腮腺尾和纤维脂肪组织。解离下颌下腺下缘并显露下方的二腹肌后腹（图9-4）。解离二腹肌下缘与胸锁乳突肌前缘之间的区域可以看到颈内静脉轮廓。在此区域可触及寰椎横突，其可作为定位副神经的可靠标志。识别并解离副神经后可进行ⅡB区清扫（图9-5）。将包括ⅡA区和Ⅲ区的纤维脂肪组织的标本向前朝向颈动脉鞘，同时保留颈丛神经。

4. RAND技术　使用3个机器人机械臂，它们均通过耳后通道置入。中心位置放置30°双通道内镜（摄像臂）。将Harmonic弯头超声刀或5mm的单极电凝，以及5mm的马里兰钳分别放置于中央摄像臂两侧的器械臂（图9-6）。装于第4臂的额外辅助设备，如Pro Grasp钳并不适用，其可由站于患者侧的助手持内镜鳄鱼嘴抓钳替代。

机器人颈清扫一般从Ⅰ区开始。Ⅰ区清扫由侧方向中线方向进行。确认二腹肌后腹，

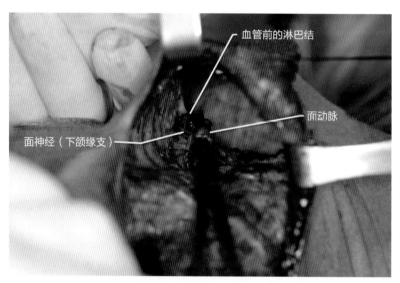

图9-3　右侧上颈部颈清扫术

图示远端面动脉及面神经下颌缘支。面动脉位于面神经下颌缘支深方，可在其前方清扫Ⅰ区的血管前淋巴结

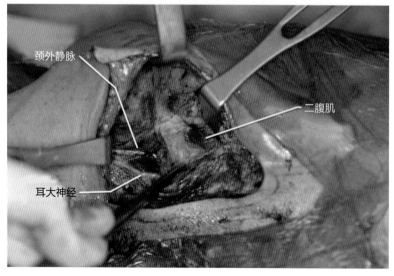

图9-4　左侧上颈部颈清扫术

识别二腹肌后腹。解离下颌下腺下界以显露深部的二腹肌后腹

在 SCM 后缘可探及面动脉近心端，然后用超声刀凝闭或在助手帮助下进行双重 Hem-o-lok（Teleflex Inc）结扎切断（图 9-7b）。用马里兰抓钳牵起纤维脂肪组织，在周围肌肉间清扫包括下颌下腺在内的 I 区组织（图 9-7c）。在清扫下颌下腺过程中，应清楚识别并安全保留面神经下颌缘支、舌神经和舌下神经（图 9-7b、c）。在下颌下腺前缘可显露下颌舌骨肌，在此处掀起肌肉可看到下颌下神经节和下颌下腺导管（Wharton 管），可使用超声刀进行凝闭（图9-7d）。颏下动脉也可以超声刀进行结扎切断。用同样的设备将 I A 区纤维脂肪组织与周围肌肉分离（图 9-7e）。在完成 I 区清扫后，使用马里兰抓钳将先前解剖的 II、III 区组织向内侧牵拉，并使用超声刀将其自颈动脉鞘剥离切除。之后向下清扫至肩胛舌骨肌上腹并向中线清扫至带状肌外侧界（图 9-8a、b），在此过程可通过内镜放大的视野清晰显露出甲状腺上动脉和颈袢（图 9-8c、d）。在完成清扫后可将标本取出（图 9-9）。

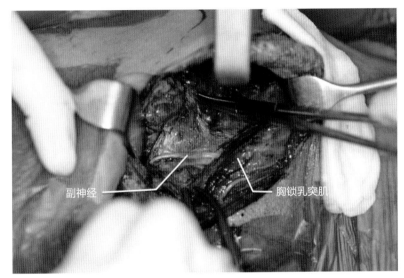

图 9-5　识别副神经并清扫右侧 II B 区。自胸锁乳突肌（SCM）前界清扫淋巴脂肪组织并向下追踪副神经（SAN）

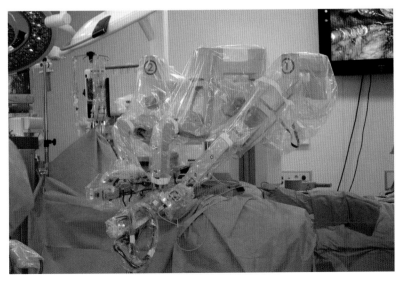

图 9-6　机器人及机械臂在右侧颈清扫术中的摆放位置。经 RA 切口置入 1 只摄像臂和 2 只器械臂

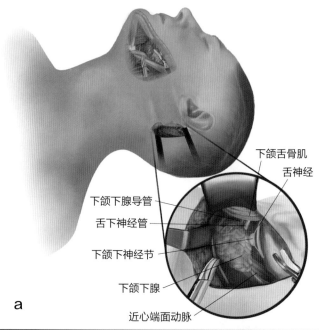

下颌舌骨肌
舌神经
下颌下腺导管
舌下神经管
下颌下神经节
下颌下腺
近心端面动脉

a

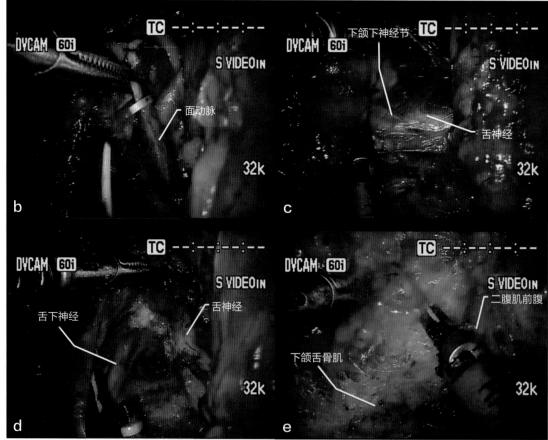

图9-7　左侧Ⅰ区颈清扫术

a. 左侧Ⅰ区颈清扫术；b. 结扎近心端面动脉；c. 自舌神经切断下颌下神经节；d. 完成ⅠB区清扫，在下颌舌骨肌深部结扎颌下导管；e. 完成ⅠA区清扫

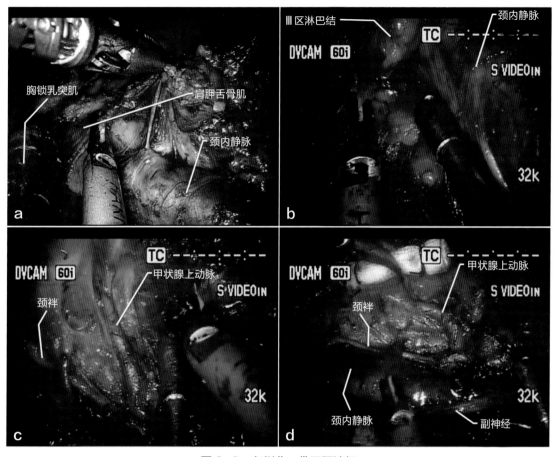

图 9-8　左侧Ⅱ、Ⅲ区颈清扫

a、b. Ⅲ区清扫至肩胛舌骨肌，向下清扫至肩胛舌骨肌上腹并向内清扫至带状肌侧界；c、d. 完成Ⅰ～Ⅲ区择区颈清扫术。经内镜放大视野可清晰地观察到甲状腺上动脉、副神经和颈袢

（二）改良根治性颈清扫术（Ⅰ～Ⅴ区或Ⅱ～Ⅴ区）

1. 切口设计及分离皮瓣　如果无须进行Ⅰ区清扫，则不需要将皮瓣掀起至下颌骨下缘。然而操作空间必须向下达到锁骨以便处理Ⅳ区和Ⅴ区。皮瓣向后掀翻超过 SCM 后缘，以充分显露Ⅴ区（图 9-10a、b）。若操作者站在患者头部上方，此操作就会变得很容易。

2. 直视下上颈部清扫术：机器人手术前置步骤　在进行机器人辅助改良根治性颈清扫术（modified radical neck dissection，MRND）的任何时候，都要尽量保留 SCM、副神经和颈内静脉。对于广泛的颈清扫术，面神经下颌缘支应首先按照前述Ⅰ～Ⅲ区择区性颈清扫的方式被识别保留。当进行Ⅱ～Ⅴ区清扫时，首先沿下颌下腺的下缘和腮腺的尾部开始清扫，这些结构下方可探及二腹肌后腹。向上牵拉二腹肌后腹可以显露颈内静脉。通过触诊确定寰椎横突，进而在颈内静脉处可探及副神经。接下来沿 SCM 内侧缘切开筋膜，并向下尽可能延至Ⅳ区。副神经自颅底向下朝 SCM 外侧界走行。追踪并骨骼化副神经，探查至副神经离开 SCM 后缘的 Erb 点（Erb's point），之后副神经进入斜方肌（图 9-10c），至此，神经从颅底到斜方肌已经被全程分离出来。接着沿 SCM 外侧缘切开筋膜，使用 Army-Navy 拉钩将

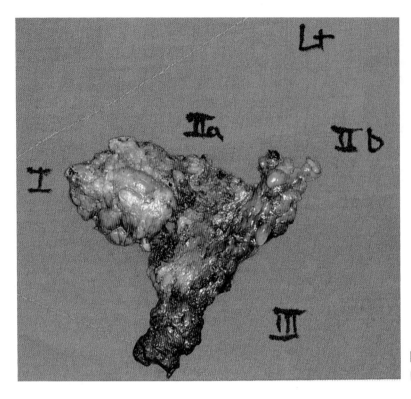

图 9-9　Ⅰ～Ⅲ区颈清扫术的手术标本

SCM 向上提起，以清扫其内侧和下方的纤维脂肪组织。在将纤维脂肪组织从 SCM 上解离过程中，注意不要在进入斜方肌附近时损伤副神经（图 9-10c、d）。保持 SCM 的牵拉位置，以便在直视下清扫ⅡB、ⅤA区，颈动脉鞘外侧的ⅡA区和Ⅲ区上部组织（图 9-10c、d）。在直视下可以完成包括ⅡA区和近颈动脉鞘的Ⅲ区在内的大部分上颈部清扫，其后将自固定拉钩放入术区，牵拉 SCM 维持其提升状态以导入机器人机械臂。

　　3. RAND 技术　如果需要进行Ⅰ区清扫，则按照前述的步骤进行。对于Ⅳ区和Ⅴ区清扫，机器人机械臂必须对齐，朝向Ⅳ、Ⅴ区。将之前解离的ⅡB区淋巴结向内上牵拉，以便由上至下行ⅡA区机器人颈清扫术。在颈动脉分叉附近识别和保护舌下神经，同时识别并保护甲状腺上动脉和舌动脉（图 9-11a）。同样地，操控机器人自上至下清扫Ⅲ区（图 9-11b）。仔细在颈内静脉表面使用超声刀清扫淋巴脂肪组织（图 9-11b）。由于皮瓣和 SCM 已经被牵起，因此采用由后至前的方式进行Ⅴ区清扫并不困难。由外侧向中线方向清扫ⅤB区的淋巴脂肪组织。识别并使用超声刀切断肩胛舌骨肌（图 9-11c）。在清扫ⅤB区和Ⅳ区时，应识别和保护颈横动脉、颈横静脉，在椎前筋膜深面可探及膈神经（图 9-11c、d，图 9-12）。将标本向内上方牵拉，以进行Ⅳ区清扫。用超声刀仔细解离清扫颈动脉鞘周围的Ⅳ区纤维脂肪组织。小心打开颈动脉鞘，识别并保护迷走神经、颈内动脉和颈内静脉。在清扫Ⅳ区最下部时，注意辨识淋巴导管或胸导管，并使用血管夹或 Hem-o-lok 结扎系统进行结扎，预防淋巴漏或乳糜漏的发生（图 9-11d）。颈内静脉属支同样可使用超声刀或威克 Hem-o-lok 结扎系统进行结扎。在完成颈清扫后，将标本通过 MFL 或 RA 切口取出（图 9-13）。

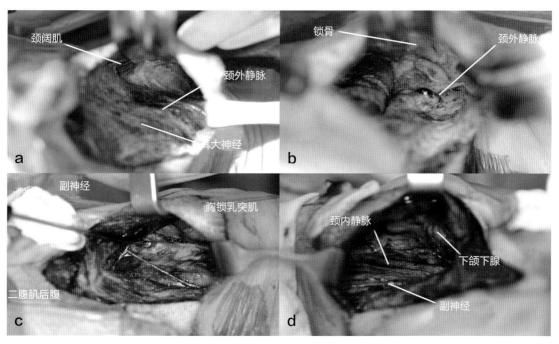

图 9-10 改良根治性颈清扫术手术视图

a、b. 显露Ⅳ区和Ⅴ区（右侧）；c. 直视下右侧ⅡB区、ⅤA区、ⅡA区和上部Ⅲ区颈清扫术，通过上提骨骼化游离的胸锁乳突肌可在寰椎横突处识别到副神经（SAN）并追踪其进入斜方肌处；d. 直视下左侧ⅡB区、ⅤA区、ⅡA区和上部Ⅲ区颈清扫术

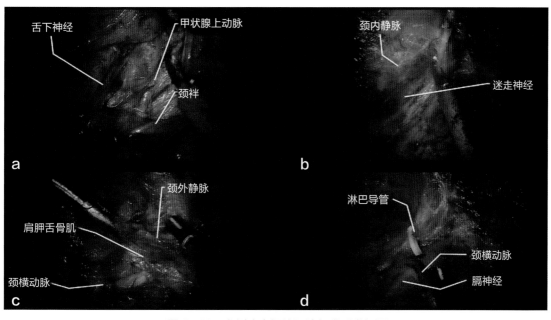

图 9-11 右侧改良根治颈清扫术手术视图

a. Ⅱ区、Ⅲ区和ⅤB区清扫，清扫Ⅱ区、Ⅲ区纤维脂肪组织并保留甲状腺上动脉、舌下神经和颈袢；b. Ⅲ区内颈鞘的清扫，使用超声刀清扫邻近颈鞘的纤维脂肪组织并保留迷走神经；c. 识别颈横动脉、肩胛舌骨肌和颈外静脉，颈横动脉予以保留，结扎肩胛舌骨肌和颈外静脉；d. 结扎淋巴导管，使用 Hem-o-lok 结扎淋巴导管以防淋巴漏，完好保留颈横动脉和膈神经

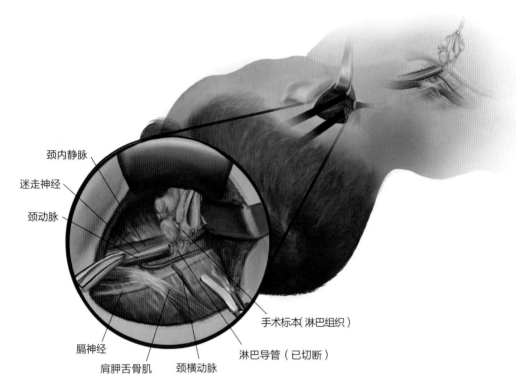

颈内静脉

迷走神经

颈动脉

手术标本（淋巴组织）

膈神经

淋巴导管（已切断）

肩胛舌骨肌　　颈横动脉

图 9-12　全视及放大示意图显示清扫结扎Ⅳ区下界处的组织

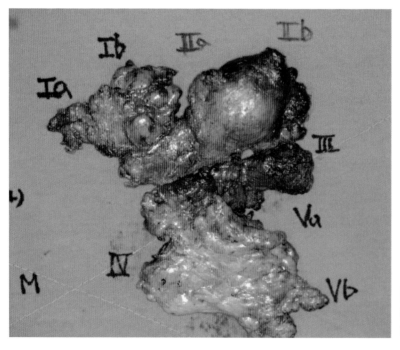

图 9-13　Ⅰ～Ⅴ区改良根治颈清扫术的手术标本。标本可根据各分区分别切除

四、术后管理

术后管理与常规颈清扫术的术后管理无异。必须密切监测颈部是否有出血、血肿或乳糜漏的迹象。应检查引流管内引流液颜色是否改变，其功能是否正常。由于可能损伤面神经下颌缘支，因此应检查口角是否有偏斜。为预防损伤面神经下颌缘，必须特别注意避免助手或机器人器械在术中造成的任何热损伤。应及时发现任何皮肤颜色的改变或皮瓣坏死的迹象。将 RA 切口的皮瓣上端限制在外耳道水平或避免形成锐角，可防止皮瓣缺血或坏死。一般来说，由于此手术区域相对于常规开放式颈清扫术而言较为狭窄，因此必须有丰富的常规颈清扫手术经验。

五、手术疗效

根据笔者的经验，在肿瘤安全性方面，RAND 的淋巴结检出量与常规颈清扫术并无显著差异。另外，患者对 RAND 所产生瘢痕满意度明显高于常规颈清扫术组（图 9-14）。在笔者的一系列手术中，RAND 的并发症和功能障碍率都很低。此外，还发现 RAND 相较于常规颈清扫术在诸如皮下水肿、淋巴水肿、感觉障碍和颈部活动范围方面具有优势。

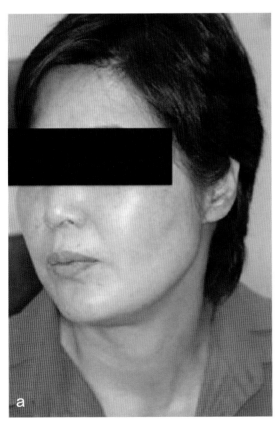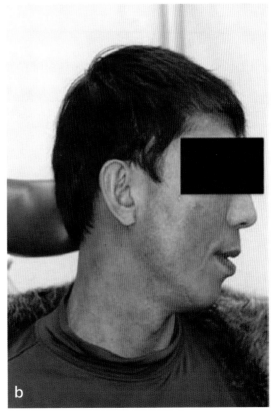

图 9-14　患者术后图片

a. 口腔癌患者机器人辅助左侧Ⅰ～Ⅲ区择区颈清扫术后；b. 口咽癌患者机器人辅助右侧改良根治颈清扫术后。术后瘢痕被耳部及头发遮盖，且无明显淋巴结水肿或术区纤维化改变

六、结论

有经验的外科医师可以通过 RA 或 MFL 入路成功地将 RAND 应用于选择性的病例。最近，诸如经口激光显微外科手术和 TORS 的微创手术越来越多地被应用于头颈部恶性肿瘤。笔者推测 RAND 可能对那些接受原发灶 TORS 或经口切除手术的患者有一定益处，因为 RA 或 MFL 切口不会遗留明显的颈部瘢痕。传统颈清扫术的颈部横行切口可能切断皮下的淋巴引流，而这可以通过使用 RA 或 MFL 切口来预防。笔者的经验表明 RAND 应该由具有足够的手术解剖知识和常规颈清扫经验的外科医师施行。显然，RAND 的有效性还需要长期的肿瘤学安全性和颈部功能性来验证。

（杨　帆　译　何时知　房居高　校）

索 引

Index

参考文献

扫描二维码查看各章节参考文献